こころが片づく
「書く」習慣

古川武士
習慣化コンサルタント

日本実業出版社

はじめに

15年前の私は、職場から自宅に帰っても残務への気がかりや仕事の不安・心配事に襲われ、心からリラックスできない日々を送っていました。土日も仕事のことが頭から離れず、休日に出社する習慣が身についていました。常にやるべきことに追われ、不安が先行して心が落ち着かない状態だったのです。

その不安から脱け出すために、お酒を飲んだり、夜更かしをして寝坊すると自己嫌悪に陥るという、まさに悪循環な日々でした。

「こんな状態から脱け出したい！」と思うものの、仕事が減るわけでもなく、任せられる仕事の量と責任は増すばかり。焦る気持ちがどんどん募っていきました。

しかし、できる先輩社員や上司をふと見ると、私よりももっと多忙にもかかわらず、精神的にはリラックスしていたのです。

何が違うのかと観察していると、多忙な中でも冷静でいられる人は、「頭の整理」がうまいということに気がつきました。

大量の仕事、予測不能なプロジェクトの中にあっても心穏やかに過ごせる人は、仕事の全体像が見渡せており、必要なタスクや期限、仕事のネックやツボを把握しています。だから、多忙な中でも冷静さを保てるのでした。

私は頭の整理には業務の棚卸しが必要だと思い、「書く」ことを始めました。手始めにＴｏＤｏリストをきちんと書いてみると、心のざわつきが落ち着くのを感じました。さらに、予測不能なトラブルへの対処法のシミュレーションを複数立てて書き出すことで、堂々巡りのネガティブな感情が晴れていくのを感じ、ストレスが激減しました。

多忙な状況や重圧は変わらなくても、書くことで頭を整理でき、ストレスレベルはぐんと低くなったのです。

マインドレスとマインドフル

心理学では、大量の雑念に意識を奪われている状態を「マインドレス（心を失っている）」といいます。心ここにあらずの状態と表現してもよいでしょう。

次ページ図の左のように、あれこれ心配したり、同時に複数の仕事に手をつけた

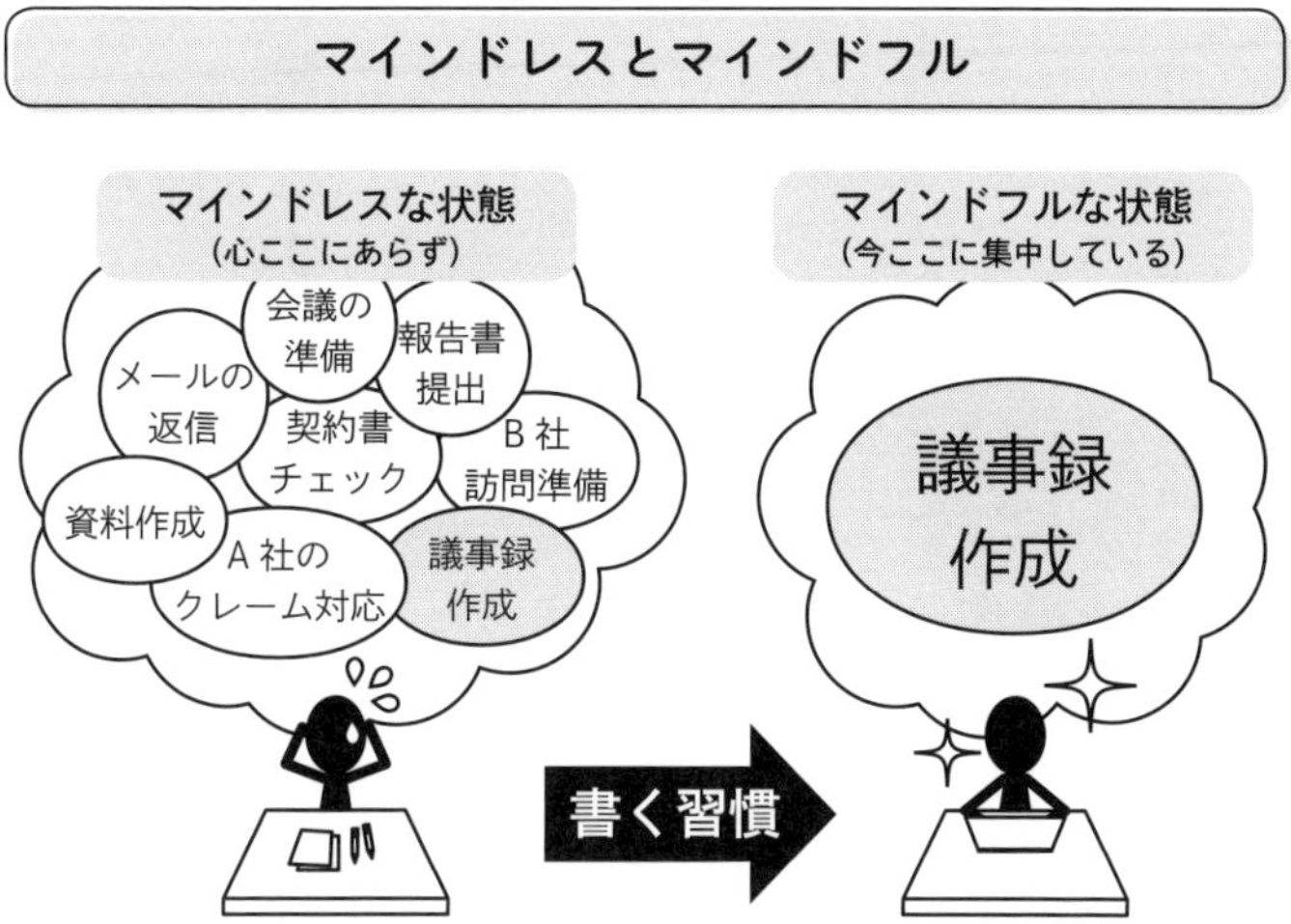

りすると、忙しいわりに何ひとつ終わっていないことがあります。このように、マインドレスな状態だと無駄にエネルギーを奪われ、仕事の集中力は低くなり、心はストレスに満ちていきます。

高い集中力と心の豊かさを同時に実現させるためには、雑念がなくシンプルに目の前のことに集中できる「マインドフル（心が今ここに集中している）」になることがポイントです。言い換えれば、一心不乱、100％没頭している状態です。しかし、現在は情報化社会となり、仕事にスピードが求められるのに加え、ＬＩＮＥやＦａｃ ｅｂｏｏｋなど多様なコミュニケーションツールがあり、24時間オンライン状態にあるため、心はマインドレスな状態になっていくばかりです。

「瞑想」より「書く習慣」

では、このような状況の中で、どうすればマインドフルになれるのでしょうか。

その方法の1つは瞑想です。瞑想には心をスッキリとさせる絶大な効果があり、私も毎朝15分瞑想して1日をスタートさせています。

しかし、瞑想して一瞬心がスッキリしても、現実の状況を整理できていないと、すぐに迷いと混乱の嵐の中で苦しむことになります。瞑想による冷静さは、一時的に問題から離れて「無」になったことで生まれたものにすぎず、根本的な問題が解決されたわけではないからです。瞑想だけでマインドフルを維持するには限界があるのです。

だからこそ、本書では書くことで心を片づける「書く習慣」を提案します。

「書く習慣」は通勤電車内やカフェなど、場所を選ばず行なうことができます。また、ＴｏＤｏリストを書くといったことは、すでに身近に行なっていることの延長にあるため、瞑想には抵抗がある人でも取り組みやすい万人向けの解決策であるといえるでしょう。私は、頭を整理してマインドフルになるための現実的な方法が「書く」ことだと実感しています。

「書く習慣」で得られる効果

川の水面はその日の気象条件によってその姿を変えていきます。感情も同じで、関わる人たちや出来事に反応して、怒りに震えることもあれば、不安や焦りに襲われたり、強烈な自己嫌悪に陥るときもあります。

誰でもネガティブな感情に襲われることはあります。重要なのは、そこからすぐに脱け出せるか、そのまま負のパターンで過ごすかという点です。この違いによって、人生は大きく変わります。

「書く習慣」は、日々湧いてくるネガティブな感情からすぐに脱け出す方法として、即効性があり、効果も絶大です。

書くことで状況を整理し、問題を1つずつ解決するための方向性が明確になると、心は混乱状態から脱け出し、マインドフルになっていきます。私自身も「書く習慣」を身につけることによって、状況が整理でき、1つひとつの問題に冷静に対処できるようになりました。

「書く習慣」を実践することで得られるメリットは次のようなものです。

・あれこれ意識が分散するのではなく、目の前のことに高い集中力を発揮できる
・土日は仕事のことを脇に置いてプライベートを楽しめる
・ON・OFFの切り替えができ心身共に深くリラックスできる
・無用な不安、焦り、自己嫌悪などストレスが減る
・家族や部下に八つ当たり、イライラすることが少なくなる
・今を生きている感じがあるので生活の豊かさが高まる

書くシート次第で思考の整理は変わる

本書では18の心を片づける書くワークシートをご紹介します。

これらの中からあなたの状況に応じて必要なものをピックアップして活用してください。必ずしもすべてを使う必要はありません。

詳しくは、34ページでご紹介しますが、18のワークシートは、それぞれ不安や焦りをなくしたり、怒りを鎮めたり、自己嫌悪感から解放されるようあなたを導いてくれます。考えすぎて動けないという先延ばしの問題を解決し、怠惰な生活から規律の正しい生活を得るためのシートもあります。

また、マイナスの感情を整理するだけではなく、毎日にわくわく感をつくり出すためのワークシートも最終章に入れました。

「書く習慣」であなたの心がマインドフルになり、集中力と豊かさを同時に手に入れることにつながれば幸いです。

2018年9月

習慣化コンサルタント　古川　武士

18の「書くシート」

ポジティブ

↑

わくわくする毎日をつくり出す

⑯ わくわく行動リスト
⑰ 感謝日記
⑱ ドリームリスト

「考えすぎて動けない」をなくす

⑨ 超行動化
⑩ チャンクダウンシート
⑪ 行動フォーカスシート

怠惰な生活から脱け出す

⑫ 理想のスケジュール
⑬ 続ける習慣カード
⑭ 未来日記
⑮ 優先劣後スケジュール

不安と焦りを手放す

① ネガティブリスト
② 未完了リスト
③ 感情日記

自己嫌悪から解放される

④ ネガティブ・ポジティブゲーム
⑤ 振り返りGPS
⑥ ABCDEワーク

イライラを鎮める

⑦ バイロン・ケイティワーク
⑧ アサーティブDESC法

↓

ネガティブ

目次

こころが片づく「書く」習慣

第1章

なぜ、書くだけで心が片づくのか？

第2章

不安と焦りを手放したい

第3章

自己嫌悪から解放されたい

第4章 イライラを鎮めたい

第5章 「考えすぎて動けない」をなくしたい

第6章 怠惰な生活から脱け出したい

第7章 わくわくする毎日をつくり出す

カバーデザイン　吉村朋子
イラスト　坂木浩子
本文デザイン・ＤＴＰ　初見弘一

第 1 章

なぜ、書くだけで心が片づくのか？

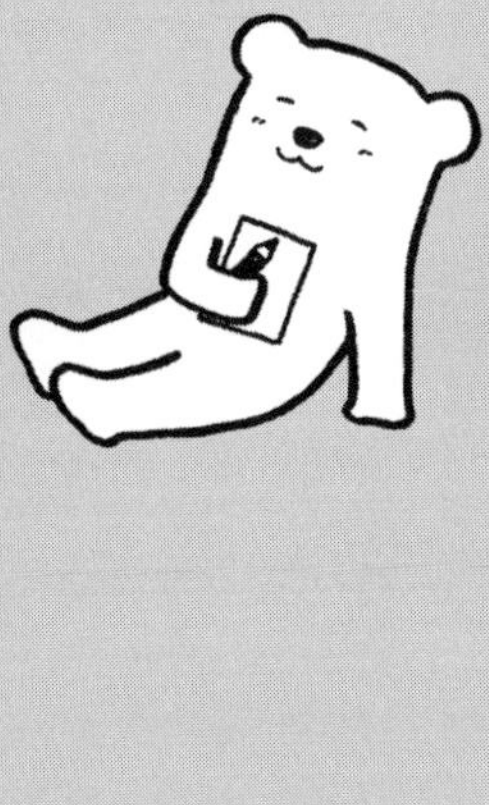

頭と心が混乱しているA子さん

「最近、イライラして家族に当たってしまうし、休日も心が休まらないんです。家が片づけられていないから、心がざわつくのではないかと思います。だから、この状況から脱け出すために片づけを習慣化したくて……」

これは雑誌編集者として働くワーキングマザーA子さんからの相談です。

イライラを生み出している要因を知るために現状を丁寧に聞いていくと、次のような状況が明らかになりました。

・毎日仕事の締切に追われ、不安が渦巻いている

A子さんは、月刊誌を担当しているので、月末は締切に追われます。担当している記事の数は10本。インタビューを行なって、後日文章にまとめます。その後、取材相手にチェックを依頼。期日までに確認してくれない人のフォローもしなければなりません。

自分の仕事の締切がある中で、部下のマネジメントもしなければならず、おびただしい残務が溜まって頭の中はいつもごちゃごちゃした状態です。

・Facebook、LINEの未読・未返信が溜まっている

ママ友のLINEグループに未読のメッセージが15件も溜まっていて、返信できていません。Facebookもメッセージは読んだものの、すぐに返事ができずに未回答。返信しなきゃと罪悪感を抱えながら先延ばししていて、ずっと気がかりな状態になっています。

・仕事で失敗したこと、注意されたことが尾を引いている

最近、仕事で大きな失敗をしてしまいました。雑誌の掲載までに一部チェック漏れがあり、インタビュー相手である大手企業の社長が大激怒。たちまちクレームとなり、自社の上役を連れてお詫びし、何とか沈静化できましたが、自分の至らなさを痛感して、まだ落ち込んだ感情を引きずっています。

・やることがたくさんあるのに時短勤務

このような忙しい毎日ですが、小さな子どもがいるA子さんは時短勤務。保育園のお迎えのために16時には会社を出なければなりません。毎日が戦争のようです。鬼気迫る勢いで仕事をしてもすべてを終えることができず、残務を翌日に回し、少し後ろ髪を引かれるような思いで慌ただしく退社する日々を送っています。

・夫にイライラをぶちまける

子どもを保育園に迎えに行き、帰宅して夕食をつくり、お風呂に入れて、絵本を読んで寝かしつけます。

子どもが寝静まって22時にリビングに戻ると、雑然とした汚い部屋に肩を落とし、ため息が出ます。もう片づける余力なんてありません。そんなとき、飲み会から酔っ払って帰ってきた夫の姿を見て怒りをぶつけてしまうのでした。

A子さんはざっとこのような状況の中にいました。

このように現状を把握して明らかになったことは、A子さんのストレスの原因が、頭の中が乱雑な状態にあるということです。当初の相談内容であった、「部屋の片づけができていない」ということも心の乱れにつながっていますが、それ以上に頭の中のごちゃごちゃがイライラを引き起こしていたのです。

雑然とした部屋や夫の行動は、イライラの引き金ではありますが、心がざわつく真の原因は、あくまでA子さん自身の頭の中の混乱です。

そこで私は、A子さんに「書く習慣」を身につけるようにすすめました。

頭のごちゃごちゃは、書いて言語化することで一気に整理されるからです。

A子さんの心の片づけ実践例

A子さんに、頭の中にある不安や心配事を洗いざらい書き出してもらうと、次のようになりました。

- 来月号の取材アポが取れていない。このままだと掲載に間に合わない。
- 取材記事のチェックを依頼しているが、取材相手からの返答がない。3回フォローの連絡をしているのにメールの返信がない。
- 3日前の会議の議事録がまだ書けていない。部内のルールでは翌日メールで配信なのに。
- そういえば上司が、明後日の重要な会議への参加者が増えるかもしれないと言っていた。予約した部屋だと定員オーバーかも。大きな部屋は空いているだろうか？

・昨日やってしまった失敗で上司に迷惑をかけてしまった。
・上司に仕事のミスを報告しなければいけないが、言い出すタイミングがない。
・ママ友LINEグループへの返信ができていない。恒例の休日ランチの日程の候補を早く出さないとみんなが決められない。

このように、リストアップされたものを見ると、たくさんの不安、心配事、気がかりがあることがわかります。

次に、それに対してどうするかを書き込みました（22〜23ページ図）。すべて書き出したA子さんは2つのことに気づきました。

1つ目は、心が少し軽くなったこと。書くことで頭の中のごちゃごちゃを客観視できて、気持ちがスッキリしたのです。

2つ目は、1つずつを落ち着いて見てみれば、簡単に対処して終わらせることができる問題ばかりであるということ。対処方法を具体的に決めていなかったり、いつやるのか期限を設定せず先延ばしを続けていることが多いことに気づきました。

昨日やってしまった失敗で上司に迷惑をかけてしまった。

➡朝の電車の中で、同じ失敗をしないよう対策を考えて、朝一番に上司にお詫びし、対策についても話そう。

上司に仕事のミスを報告しなければいけないが、言い出すタイミングがない。

➡自分のミスもあるけど、いろんな想定外のトラブルもあった。言い訳がましくならないように、想定外のことがあったという事実を上手に報告できるよう、まずノートに報告をまとめよう。

ママ友LINEグループへの返信ができていない。恒例の休日ランチの日程の候補を早く出さないとみんなが決められない。

➡今日の夕食のとき、夫と土日の予定を相談して候補を決めよう。

A子さんの状況と解決策

来月号の取材アポが取れていない。このままだと掲載に間に合わない。

➡A先生の事務所に電話して今日中に回答をもらう。スケジュールが合わない場合に備えて、取材候補3名を上司に相談する。

取材記事のチェックを依頼しているが、取材相手からの返答がない。3回フォローの連絡をしているのにメールの返信がない。

➡今日、朝から電話をしよう。出ない場合は、留守電に本日が回答期限である旨を残そう。

3日前の会議の議事録がまだ書けていない。部内のルールでは翌日メールで配信なのに。

➡このままでは先輩に何か言われる。ランチをしながらメモを確認して要点に印をつけ、ランチ後すぐに書き上げよう。

そういえば上司が、明後日の重要な会議への参加者が増えるかもしれないと言っていた。予約した部屋だと定員オーバーかも。大きな部屋は空いているだろうか？

➡出社したら上司にすぐに確認しよう。部屋が空いていなければ上司に相談だ。あと2日あればなんとかなるかも。

これらの問題は、書き出せば1つずつ扱っていくことができ、前に進められます。複雑に絡み合った不安・心配事・気がかりは、渾然一体となっていると解決することが難しいものです。しかし、書き出すとモヤモヤしていた問題が解きほぐされ、明白になり、1つひとつ冷静に考えることができるようになります。

私は書くこと以外、A子さんに具体的なアドバイスは何もしていませんが、本人はスッキリ元気になってイライラも減ってきたようです。

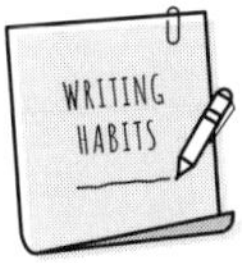

「書く習慣」はマインドフルへの近道

A子さんが置かれている状況の問題点は、頭が不安や心配事とやるべきことにまみれ、目の前の仕事や生活に集中できていない点にあります。

これは、「はじめに」でも述べた、マインドレスな状態と言えます。マインドレスとは、「今この瞬間」に心がないという意味です。では、心はどこに行っているのでしょうか。

27ページ図のように、マインドレスとは過去の後悔と未来の不安に意識が分散している状態です。昨日の仕事の失敗、明日の仕事への不安・プレッシャーに意識がいくと、「今この瞬間」から目がそれてしまいます。土日になっても仕事のことがずっと気になって、子どもと遊んでいても一緒に楽しめなかったり、不安で眠れなかったりします。

歴史的名著『道は開ける』（創元社）でデール・カーネギーは、悩み・ストレスへの対処法として次のような言葉を残しています。

「過去と未来を鉄の扉で閉ざせ。今日一日の枠の中で生きよう」

まさに、今日一日という区切りに生きることができれば、昨日の後悔、明日の不安から解放されます。ただし、そうはいっても後悔と不安という感情の整理ができていないと、今日一日に意識を集中することはできません。

書くことで、過去の失敗から学びと対策が抽出され、後悔や自己嫌悪から解放されます。また、不安という漠然とした感情を整理して、今日やるべきこと、明日に回すことを明確に決めれば、明日のことは翌朝心配すればいいと割り切ることができます。

こうして、頭を整理し、心を片づければ、「今を大切に生きる」「目の前の仕事に100％集中する」「今日一日を豊かに生きる」ことができ、生産的で豊かな生活を手に入れることができます。

マインドレスな状態とマインドフルな状態

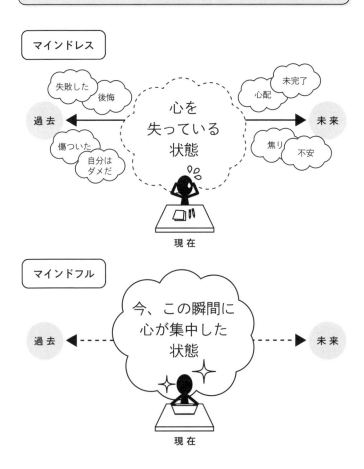

マインドレス

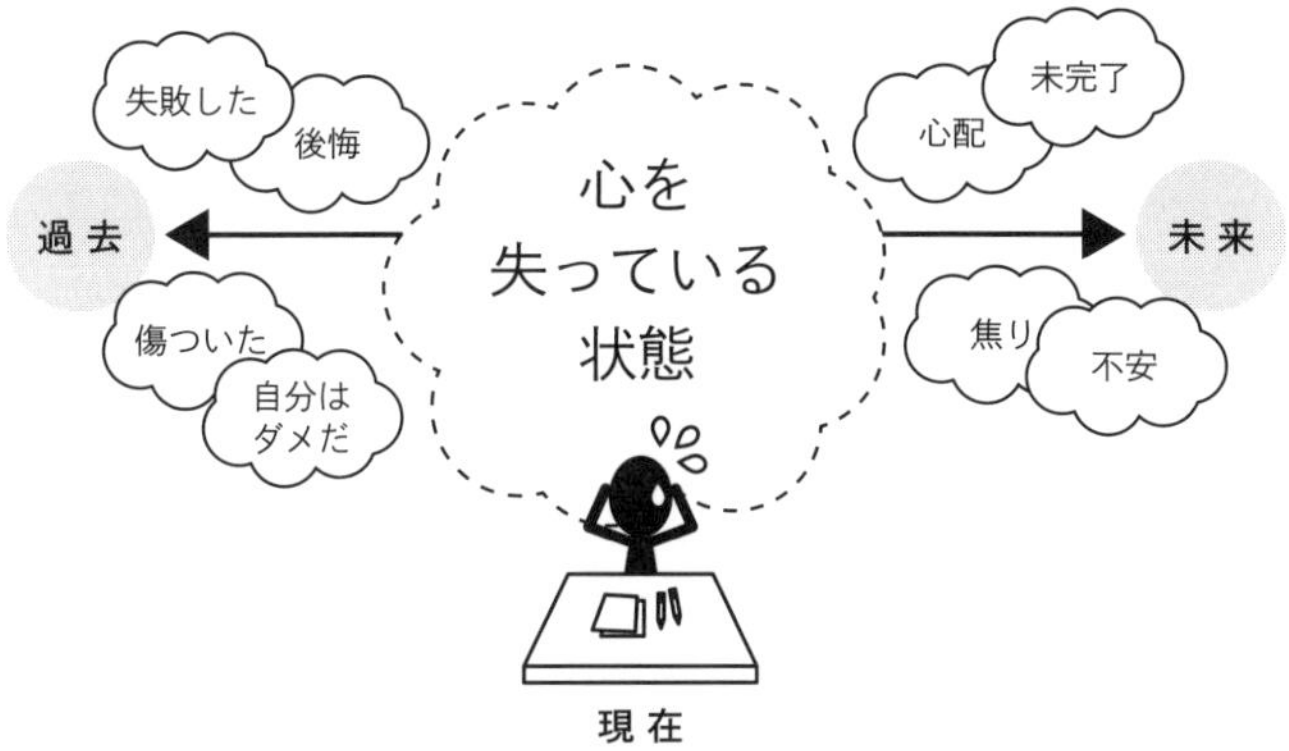

マインドフル

これがマインドフルな状態です。

ビジネスパーソンの日常は大量のタスクがあり、日々予測不能な事態が発生します。瞑想で一時的に冷静になれても、仕事に戻ると忙しさの波に飲み込まれて、頭と心は乱れた状態に戻ってしまいます。

瞑想もおすすめですが、それと合わせて私がおすすめしたいのが、「書く習慣」です。

電車の移動時間などの隙間時間を利用して書くことで、頭は整理され、安心して目の前のことに集中できる状態をつくることができます。

A子さんの例からもわかるように、この状態こそストレスを最小化した生産性と豊かさの高い意識の状態といえます。

マインドフルな状態をつくるための手段として「書く習慣」は効果絶大です。

「書く習慣」の効果・特徴

ここでは、「書く習慣」の効果と特徴を紹介します。

「はじめに」でお伝えした通り、「書く習慣」の目的は、頭を整理して、心をスッキリとさせたマインドフルな状態になることです。

大量のタスク・不安に意識を奪われている状態は次のような悪循環を引き起こします。

- **問題がごちゃごちゃして堂々巡りする**
- **ただ悩む状態が続き、心労だけが募る**
- **気が重いからと先延ばしにしているうちに締切が迫り、ますます焦る**
- **複数のことに意識が分散しているので集中力が低い**
- **残業が膨らみ、深夜に帰宅。結果、寝不足が続く**

・あれこれ同時に心配してどれも中途半端に終わる
・心が落ち着かないため、家族や部下に当たってしまう

このようにどんどん心の余裕が失われていくのです。

一方、書くことで頭を整理して心が片づくと、次のような効果が得られます。

・何をすればよいか、行動が明確になる
・冷静に問題に対処できる
・部下のミスや言動に感情的にならなくて済む
・目の前の課題に高い集中力で対応できる
・ON・OFFの切り替えができ心身共にリラックスできる
・無用な不安・焦り・自己嫌悪などストレスが減る

心を片づけることで、このようにマインドフルな状態を得ることができます。私たちの心は、1つのことに没頭しているときに豊かさを感じやすいという特徴があります。

それこそが「書く習慣」によって得られる真の効果なのです。

さらに「書く習慣」には、３つの特徴があります。

〈特徴①〉自分一人でできる

何と言っても「書く習慣」はセルフコーチングができるのが一番の魅力です。セルフコーチングとは、自分一人で悩みを解決できるようになることです。冒頭のＡ子さんのように、自分で書いて自分で解決していくことができるようになります。書くことで人からアドバイスをもらわなくても自分の状況を自分自身で客観視して、悩みを整理できるため、解決のための一歩が踏み出しやすくなるのです。

〈特徴②〉簡単に取り組める

瞑想によるマインドフルネスとは違い、「書く習慣」は仕事中に行なうことができ、人目を気にする必要がなく、場所も選びません。また、移動時間などスキマ時間で実践することもできるため、取り組むハードルの低さが特徴です。

〈特徴③〉多様な感情・問題を扱える

本書では、18のワークシートをご紹介していますが、実に多彩なテーマを扱うことができます。各ワークシートの空欄を埋めるだけで頭と心を整理することができるのです（シートのダウンロード方法は「おわりに」で改めてご案内します）。

ちなみに本書で紹介しているシートすべてを使う必要はありません。適宜、状況や感情に応じて必要なものをピックアップして使い分けてください。また、シートを用意しなくても、ノートやホワイトボードなどにフレームを書いて取り組んでもかまいません。

私自身もいろいろな心理学のアプローチ法を学んできましたが、感情整理の根幹にあるのは、出来事や自分の状況を「どれだけ客観視できるか」だと考えています。

問題そのものにどっぷりと浸かっていると、物事を主観的にしか捉えられず、視野が狭くなるため、焦りや不安、自己嫌悪感が大きくなり、冷静な判断をすることが困難になるものです。

では、事実や状況、感情を書き出すことによって、自分と問題との間に距離をつくるとどうなるでしょうか。視野が広がり、客観的に様々な解釈が探れるため、解決策が浮かびやすくなります。

つまり、簡単に物事を客観視できるようになる、「書く」というアプローチ法は、感情を整理する近道なのです。

WRITING HABITS

書くシートの使い方

さて、書くのが効果的だからといっても、いきなり白紙に書くのは難しいものです。それは、私たちの脳はゼロから考えることには大きな労力が必要だからです。しかし、枠組み（ワークシート）があり、それを埋めることなら簡単にできます。目の前に書く項目が空白になって並んでいたら、書いてみようという気になるものです。

本書は、６つの目的別に構成されています。６つの目的とは、「不安と焦りを手放す」「自己嫌悪から解放される」「イライラを鎮める」「『考えすぎて動けない』をなくす」「怠惰な生活から脱け出す」「わくわくする毎日をつくり出す」です。

それぞれの目的に対する解決策として全18種類のワークシートをご用意していますす。また、あなたの心の状態に合わせて、ワークシートを選べるようにしています。36ページ図からあなたの心の状態を解決できるものを選んでみてください。

18の「書くシート」

ポジティブ

わくわくする毎日をつくり出す

⑯ わくわく行動リスト
⑰ 感謝日記
⑱ ドリームリスト

「考えすぎて動けない」をなくす

⑨ 超行動化
⑩ チャンクダウンシート
⑪ 行動フォーカスシート

怠惰な生活から脱け出す

⑫ 理想のスケジュール
⑬ 続ける習慣カード
⑭ 未来日記
⑮ 優先劣後スケジュール

不安と焦りを手放す

① ネガティブリスト
② 未完了リスト
③ 感情日記

自己嫌悪から解放される

④ ネガティブ・ポジティブゲーム
⑤ 振り返りGPS
⑥ ABCDEワーク

イライラを鎮める

⑦ バイロン・ケイティワーク
⑧ アサーティブDESC法

ネガティブ

心の状態からのシートの選び方

- [ ] 不安と焦りがいっぱい ➡ 書くシート① ネガティブリスト
- [ ] やるべきことの整理がついていない ➡ 書くシート② 未完了リスト
- [ ] 日々の感情がつかめていない ➡ 書くシート③ 感情日記
- [ ] ネガティブな発想しか湧いてこない ➡ 書くシート④ ネガティブ・ポジティブゲーム
- [ ] 毎日自分にダメ出ししている ➡ 書くシート⑤ 振り返り GPS
- [ ] 大きな失敗をして落ち込んでいる ➡ 書くシート⑥ ABCDE ワーク
- [ ] イライラが鎮まらない ➡ 書くシート⑦ バイロン・ケイティワーク
- [ ] 言いたいことが言えない ➡ 書くシート⑧ アサーティブ DESC 法
- [ ] 決意したのに実行できない ➡ 書くシート⑨ 超行動化
- [ ] 気が重い仕事を先延ばしにしてしまう ➡ 書くシート⑩ チャンクダウンシート
- [ ] 悩んでばかりで行動できない ➡ 書くシート⑪ 行動フォーカスシート
- [ ] 生活が乱れている ➡ 書くシート⑫ 理想のスケジュール
- [ ] 悪い習慣をやめてよい習慣を続けたい ➡ 書くシート⑬ 続ける習慣カード
- [ ] 明日の心配ばかりしている ➡ 書くシート⑭ 未来日記
- [ ] 優先順位がつけられない ➡ 書くシート⑮ 優先劣後スケジュール
- [ ] 毎日が平凡で退屈だ ➡ 書くシート⑯ わくわく行動リスト
- [ ] 毎日不安や不満ばかり湧いてくる ➡ 書くシート⑰ 感謝日記
- [ ] 夢や理想が描けない ➡ 書くシート⑱ ドリームリスト

第 2 章
不安と焦りを手放したい

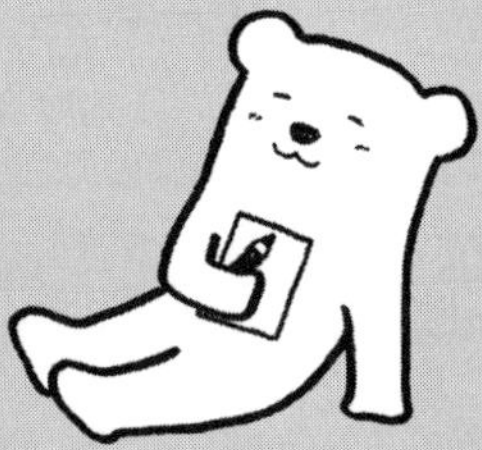

不安と焦りは悪循環のスパイラル

突然ですが、お化け屋敷はお好きですか？　あるアンケート調査によると、約8割の人たちが「怖いから好きじゃない」と答えています。

では、なぜお化け屋敷は怖いのでしょうか？

理由は人それぞれかもしれませんが、私は中がまったく見えないということ、そして何が出てくるかわからない予測不能性に怖さがあると思います。その証拠に、一度入ったことのあるお化け屋敷に二度目に入ったとき、怖さはかなり軽減されているはずです。

仕事においても、私たちが不安・恐怖を感じるのは、全体像がわからないうえにプロセスが未経験のため曖昧であるとき、またリスクや起こり得るトラブルを把握できていないときなどが多いでしょう。

誰でも「人事異動で新しい部署・職種」に転属になったら不安が先に立ちます。

それは先ほどのお化け屋敷の話と同じで、脳はまったく未知なるもの、予測不能なものに「危険」を察知し、不安と恐怖という感情を湧き上がらせるからです。

「納期に間に合わなかったらどうしよう？」

「もしかしたら抜けているところがあるのではないか？」

このような心の声が湧き上がってきたために、「安心できるところまで今日やろう！」となり、あれこれ手をつけて疲弊してしまったという経験はありませんか？

しかも、結局は徒労に終わったという場合も少なくないはずです。

不安と恐怖、焦りという感情のほとんどは、次のような理由から生まれます。

- **対象を曖昧にしか捉えていない（曖昧さ）**
- **悲観的な予想ばかりで事実を押さえていない（事実・根拠不足）**
- **予測できること、できないことを区別していない（不透明感・予測不能性）**
- **自分にできること、できないことを区別していない（自己効力範囲）**

特に強調したいのは「曖昧さ」です。

根拠がない推察を繰り返したり、いつ何をどうするかという時間軸で考えることができなかったりすると、不安・恐怖・焦りは膨らみます。

これらの不安や焦りという感情は厄介なものに思えるかもしれませんが、私たちが生きていくうえでは必要な感情でもあります。不安・恐怖・焦りという感情は、現状に対して「本当に大丈夫か？」と考えることを促すサインです。不安・恐怖があるから備えるし、焦るから早く行動しようとするのです。

よって、不安・恐怖・焦りのために空回りしている悪循環をなくし、炭鉱のカナリアのようにリスクを察知する能力として、これらの感情を活かしたいところです。

では、どのように活かせばよいのでしょうか？

ポイントは、「具体化」です。

曖昧なことを細かく分けて考え、具体化して明確にしていけば不安・恐怖・焦りは消えていきます。

これを頭の中だけで行なうのは非常に難しいのですが、「書く」ことで具体化は一気に進みます。不安を感じてあれこれ悩む前に、「書く」ことですぐに頭を整理しましょう。やるべきことの見通しがついて「大丈夫！」という算段がつけば、不安・恐怖・焦りは落ち着いていきます。

第2章では、そのためのワークシートを紹介していきます。

書く
シート
①

不安と焦りがスッキリする
ネガティブリスト

「LINEの返信が送れていない」
「飲み会で言った言葉が相手を傷つけていないか心配」
「A社に提出する資料の納期が間に合わなかったらどうしよう」
「来週のプレゼンの発表で失敗するかも」

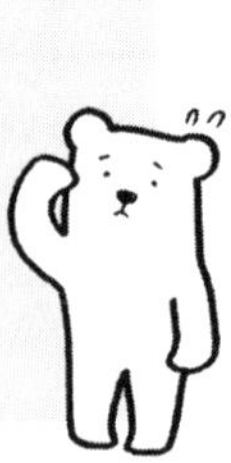

このような気がかり・心配事・不安が累積し頭を占領すると、心のエネルギーは奪われていきます。

そこで頭の中でモヤモヤしていることをすべて紙の上に書き出してしまいましょう。これが「ネガティブリスト」です（次ページ図）。

ポイントは、残らず100％吐き出すことです。

書き出してしまえば、頭の中でモヤモヤとあれこれ考え続ける必要がなくなり、

書くシート① ネガティブリスト

No.	気がかり・不安	どうする？
1	今日提出すべき会議の議事録に着手できていない	まず、要点だけ箇条書きにし、大枠を完成させる
2	社内の目標設定シートの提出が遅れている	明日8時に出社して着手し、30分で終える
3	上司へのトラブル報告が先延ばしになっている	事実と問題と対策をノートに書く
4	定例会議の会議室が確保できていない	先約の人に交渉する。NGなら日程変更する
5	メールの未返信が30件もある。そのうち3件は1週間も放置している	一番先延ばししているAさんへの返信を今済ませる
6	社内ソフトの設定が必要だと言われているが、ずっと手をつけていない	すでに設定が終わっている後輩に教えてもらう
7	システム部のH課長と顔を合わせたくない。また小言を言われる	突っ込まれたら気まずいことを書き出し対策しておく
8	最近、運動不足で体重が3キロも増えた	万歩計を買って、1日8000歩を目標にする
9	先週、友人との飲み会をドタキャンしてしまった	お昼休みに謝罪メールを送る
10	昨日、子どもをつい怒鳴ってしまった	今日帰ったら謝り、ハグする
11	読んでいない本が10冊を超えた。それなのにまた買ってしまった	積ん読もよし。一番読みたいものを通勤カバンに入れる
12	スマホを見すぎて夜更かし気味。寝不足で体がしんどい	スマホは23時に電源を切る
13	美容院に行けていない。伸びすぎて髪型が崩れ、白髪も目立つ	お昼休みに美容院の予約を取る
14	今、何が仕事で未完了かを把握できていない。言い知れぬ不安がある	今、ノートに未完了のタスクを思いつくままに書き出す（漏れがあってもいいから！）
15	最近、家の片づけができておらず、散らかっている	忙しいからしかたがない。週末までは目をつむって、休日にまとめて片づけよう

それまで曖昧だった問題を具体化して考えられるため、気持ちはスッキリします。そして、「問題がこれだけある。では、どうしたらよいだろう?」という解決に向けたレベルに進めます。

悩みや問題を解決するには、3つのレベルがあります。

〈レベル1〉何が問題かわからない、ごちゃごちゃ状態（エネルギーは低い）
〈レベル2〉状況や問題がスッキリ整理されている状態（エネルギーは普通）
〈レベル3〉何をしていくか、解決策と行動が明確な状態（エネルギーは高い）

悩みを堂々巡りさせてストレスを感じる人は、レベル1の状態にとどまる時間が長い人です。複数の悩みが頭の中で混在していると、1つひとつに焦点を当てて扱うことができないため、ただ不安と焦りに心が乱されるレベル1の混乱状態で止まってしまうのです。

書くことで悩みや問題を「見える化」すると、混乱は落ち着き、思考はレベル2の整理された状態になります。整理された状態がつくられて初めて、レベル3の解

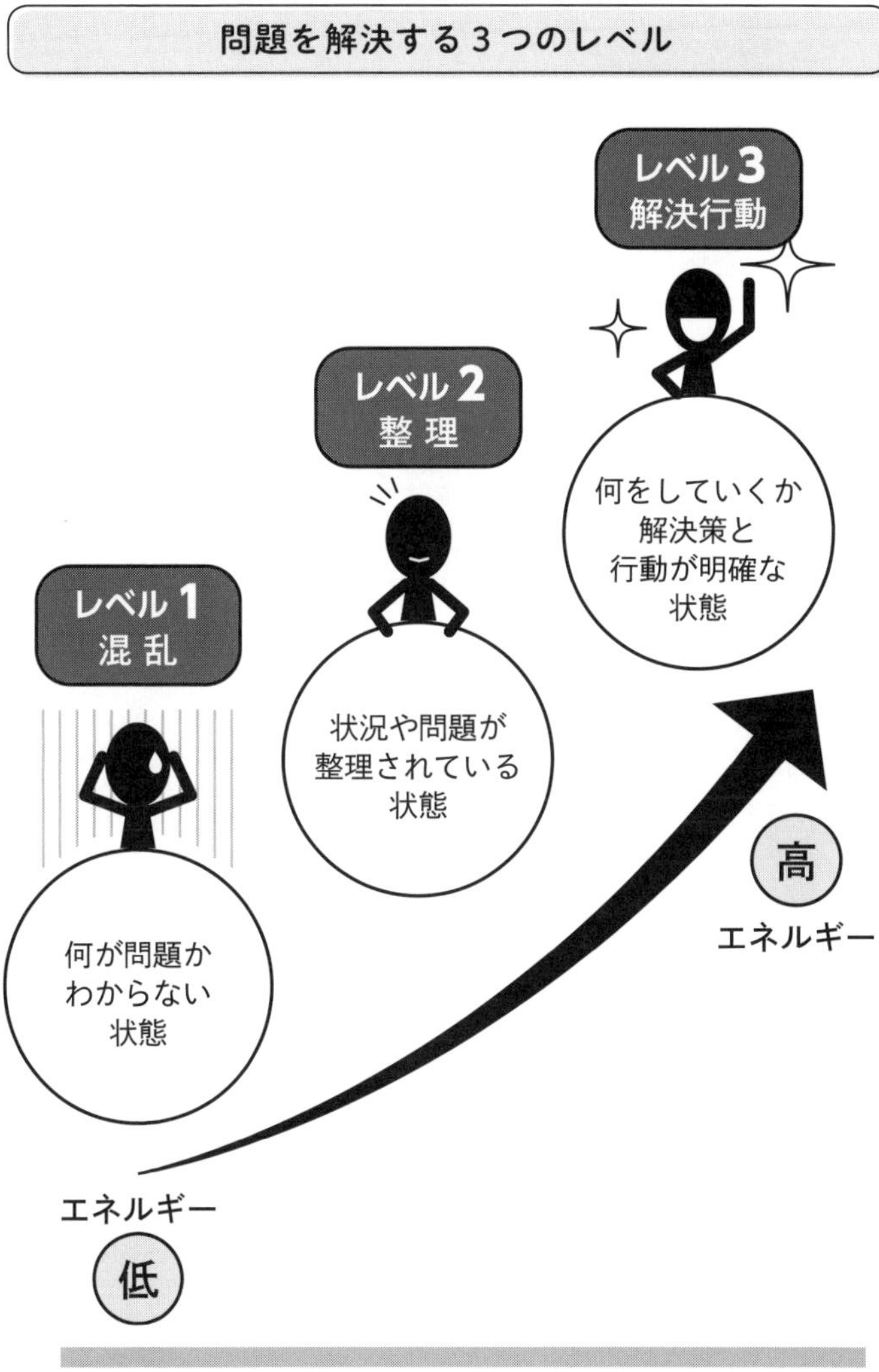
問題を解決する3つのレベル
レベル1
混乱
何が問題か
わからない
状態
レベル2
整理
状況や問題が
整理されている
状態
レベル3
解決行動
何をしていくか
解決策と
行動が明確な
状態
エネルギー
高
エネルギー
低

決策や行動を考えられる状態になるのです。

混乱しているレベル1の状態のとき、エネルギーは内側に向かい低くなりますが、レベル3の解決行動にフォーカスしているときには、エネルギーが高く前向きになっていきます。

いつまでもレベル1の状態で止まらないためにも、「ネガティブリスト」を書き、心を片づけ、まずはレベル2の状態までステップアップしましょう。

本書では、「書く習慣」として多様なシートを紹介しますが、最初のステップとしてこの「ネガティブリスト」を書くことをおすすめします。なぜなら、「ネガティブリスト」を書くことによって、問題が明確になり、解決行動にすぐに結びつくシートを選びやすくなるからです。

書き方ガイド

①「気がかり・不安」の欄にマイナスの声、心のつぶやきを書き出す

気がかり・不安、やれていないことなどのネガティブな心の声を書きます。些

細なことも100%出しきるつもりで書いていきましょう。はじめは何を書いたらよいか迷うかもしれませんが、一定数書き出すと芋づる式に湧いてきます。心がスッキリするまで、30~50個程度書き出します。

先延ばし事項だけではなく、不安・後悔・自己嫌悪など、負の気持ちを生んでいると思われることを自由に書いてみてください。

②それらをどうするか考える

「気がかり・不安」の欄を見て、それぞれの内容に対する対処法を「どうする?」の欄に書きます。いつ何をやるかを決めてみてください。

ただし、すべてを扱わないといけないわけではなく、「今は無視する」「今年はやらない」「断る」などとするのも1つの選択肢です。

なお、「ネガティブリスト」の内容があまりにもToDoリストのようになるのであれば「書くシート② 未完了リスト」を活用してみてください。

書くシート②

やるべきことを整理して頭と心を片づける

未完了リスト

「早く取り掛からなきゃ」

「あっ、また忘れていた」

「また先延ばしになっている」

「あれもこれも気になる！」

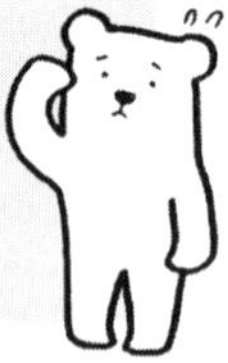

頭の中に複数の未完了のタスクを抱えていると気分が重たくなっていきます。
やるべきことが累積して気持ちを重くしているならば、未完了事項に絞ってリストを書くことをおすすめします。
その際に役立つのが、「未完了リスト」です。

脳は未完了のタスクを覚えておくことに多大なるエネルギーを使います。

私たちの脳はパソコンと似ていて、覚えておくことにその能力を使うと、メモリの容量がいっぱいになり、情報処理が遅くなるのです。

つまり、「未完了リスト」を書く最大の目的は、脳に多種多様なＴｏＤｏを覚えさせるというレベル１（混乱）の状態から脱出することです。

未完了事項を書き出すことで、45ページの図のようにレベル１（混乱）からレベル２（整理）へ移ることができます。そして、ＴｏＤｏリストを頭で覚えておく代わりに、そのエネルギーをレベル３（解決行動）のために使うことができます。

この「未完了リスト」には、「ビジネス」の欄と、「プライベート」の欄がありあます。心をスッキリさせるためには、ビジネスとプライベート、両方の未完了を把握するとよいでしょう。51ページのように欄を分けることによって、それぞれを書き出しやすくなります。

とにかく、頭の中がごちゃごちゃしたらまず書き出す！

そうすることで、「じゃあ、どうしよう？」「何から始めよう？」と考えることができるのです。

書き方ガイド

①ビジネス・プライベートに分けて思いつくままに未完了事項を書く

まずは、頭の中でモヤモヤしている「やらなければと思っているけれど行動できていないこと」を書き出します。「ビジネス」と「プライベート」の欄がありますが、どちらから書き始めてもかまいません。

次ページの例のように、予約忘れ、買い物など細かすぎると思うような内容も書くと、頭の中がスッキリします。

②あえてやらないこと、保留することを決める

すべてを同時に進めようとすると、誰だって混乱します。今は保留、あえてやらないと手放すことを決めるのも重要です。手放すと決めた場合は、取り消し線を引いて消し、期限の欄には「任せる」「延期」などと記入します。

書くシート② 未完了リスト

	ビジネス	期限	プライベート	期限
1	議事録を提出していない	17:00	シャンプーがなくなったのに買っていない	帰宅時
2	B社への訪問アポが取れていない	9：00	子どもの服に名前つけをしないといけない	日曜日
3	契約書の法務チェックを依頼していない	9：00	スマホの調子が悪い。ショップに行かないと	土曜日
4	交通費の精算ができていない	15：00	Facebookに届いたメッセージの返信ができていない	昼食時
5	~~社内会議を開催する段取りを組んでいない~~	任せる	ジョギングをサボっている	21：00
6	~~備品の発注をかけていない~~	任せる	~~洗車ができていない~~	延期
7	前期のプロジェクトの引き継ぎができていない	来週以降	~~自宅の大掃除が途中で放置されている~~	任せる
8	~~報告書の提出ができていない~~	任せる	自動課金の音楽サービスを解約しなければ	移動時
9	苦手な他部署の課長へ報告ができていない	13：00	~~友人との夕食のお店を決めていない~~	任せる
10	社内申請書の期限が過ぎているのに未提出	10：00	乾いた洗濯物をたたんでいない	土曜日

③いつまでに完了させるか期限を書く

②以外の事項については、いつやるか、あるいはいつまでにやるかなどの期限やタイミングを書きます。

おそらく、1週間以内くらいに行なわなければと考えているタスクがリストの中心になっていると思います。今日中にやると決めたものはやる時間を、今週中にやるものは曜日を書くのがおすすめです。そのほか、「帰宅時」や「移動時」といったタイミングを書いてもよいでしょう。

書くシート③

毎日の気持ちを確かめて心のクセを知る

感情日記

「最近、心の充実感がない」
「何かイライラすることが多い」
「クヨクヨすることが増えた」

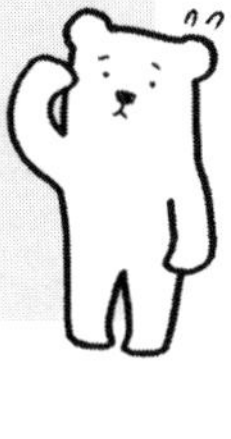

何か大きなマイナスの出来事があったわけではないのに、正体のわからない負の感情が積もりに積もって、モヤモヤと心に重くのしかかることがあります。

毎日の仕事で忙しいと、気づかないうちにプレッシャーや人間関係のストレスが積み重なっていきます。

私たちは感情の生き物です。不安・焦り・自己嫌悪・怒り……これらの感情が心を専有していると、悪い行動習慣を引き寄せ、思考もネガティブになっていきます。こうして人生のすべてが悪循環になっていくのです。

悪い行動習慣、ネガティブな思考をやめて人生を大きく変えたいなら、まず「感情にフォーカスする」のがスタートラインです。

しかし、自分がどんな感情を抱いているのか、ということに目を向けるのは簡単ではありません。毎日猛烈にやるべきこと、考えるべきことに追われていると、心に向き合う時間が取れないからです。

そこで、毎日の「感情日記」を書くことであなたの感情を明確にしましょう。「感情日記」とは、その日に起きた出来事の中から、あなたの心を強く動かしたことを書くシートです。

どんな出来事でイライラしたり、不安になったり、後悔したのか、感情のログを取っていくと自分の持つ「感情パターン」が見えてきます。

- **いつも待たされて怒っている**
- **人混みにイライラしている**
- **人の不親切な対応に怒っている**
- **上司の顔色や反応を見て不安になっている**

このように、感情にはある程度パターンがあるため、これに気づけばそこから脱け出す対策は自ずと見えてくるのです。

たとえば、「待たされて怒っている」というパターンが見えてきたら、待ち時間ができたら本を読むことにするなど、意外と対策はシンプルなものです。この感情のパターンをつかむために、「感情日記」をつけることが効果的なのです。

付け加えておくと、多忙な日々で無視しているネガティブな感情を書くこのプロセスは快適ではありません。

しかし、感情とそれを生み出すパターンに向き合わなければ負のサイクルは解決しません。

ちなみに、「感情日記」を書くタイミングは夜をおすすめします。理由は、1日の最後になってみないと書く内容を判断しにくいですし、翌日だと寝ている間に忘れてしまうことが多いためです。

感情日記

心のつぶやき	感情
自分の指示の悪さを棚に上げてよく言うよ。部下を責める前に自分も悪かったの一言でもあればまだ許せるのに。	イライラ 80% 自己嫌悪 50%
顧客を何だと思っているんだ。バイトの教育を優先して客を待たせるなんて店の怠慢だ。本部にクレームを言ってやろうか！	イライラ 100%
Aくんも1年教育し続けてやっと独り立ちできた。人を育てるのもやりがいがあるな。ほかのメンバーにも同じことをやっていこう。今日のビールはうまい。	爽快感 80%
あー、折角の休みをまた無計画に無駄にしてしまった。テレビも大して面白くないし。ダラダラと無駄な時間を過ごしてしまうのは怠惰な証拠だ。もっと、充実した休みを過ごしたい。	自己嫌悪 70%
朝から出かけると1日がコントロールできて気持ちがいい。やっぱり、朝出かけることを計画するのがいいな。帰りの渋滞はお腹が減っていたこともあり、イライラしてケンカになった。反省。	爽快感 80% イライラ 40%
朝の会議は1時間の制限時間を設けるべきだな。ダラダラするとペースが乱れる。Bくんは、同じミスを繰り返すからついイライラして叱責したが、考えてみると、私は解決策を提示していない。そこは反省。	爽快感 90% イライラ 30%
毎日、朝から計画を立てて仕事を始めようと決めているがまったくできていない。意思が弱すぎる。自分で決めたルールさえ守れないなんて情けない。	自己嫌悪 90%

書くシート③

日付	曜日	出来事
10月17日	水	仕事で上司に怒られた。自分のミスもあるが上司の指示が悪かったと思う。
10月18日	木	コンビニでレジ打ちが遅くてイライラした。上司らしき人がOJTでトレーニングをしているようだったが、その暇があるなら顧客対応をしろと怒りに震えた。
10月19日	金	大きな契約が決まったと部下のAくんが報告してくれた。思わずよくやったと大きな声が出た。1年前に比べて本当に成長した。
10月20日	土	今日は休日。朝10時に起きて、ダラダラテレビを見て、12時になった。妻から家事を手伝えと言われたが、一向にやる気になれず、昼食を迎えた。
10月21日	日	今日は朝からドライブに出かけた。妻もストレス解消になるようだ。でも、帰り道でケンカしてしまった。
10月22日	月	朝から会議。今日は1時間で会議が終わったので効率がよかった。その後の部下のミスで1日予定していたことがすべて変更になった。イライラして叱責したので部下のBくんも落ち込んでいた。
10月23日	火	今日も残業で23時帰り。毎日自分の時間が取れていない。どうして自分は段取りが悪いのだろうと落ち込む。

書き方ガイド

①毎日1つ、感情を揺さぶった「出来事」を書く

電車で足を踏まれた、上司に小言を言われた、顧客からクレームを受けた、夫が家を散らかしっぱなし……などです。

恐らくネガティブな出来事が多くなるでしょう。これは、ポジティブなことよりもネガティブなことのほうが心に与えるインパクトが強く、何とかしたいテーマだからです。

もちろん、ポジティブな出来事も書いて結構です。

②「心のつぶやき」を書く

その出来事に対して自分が素直に思ったことを心の声として書き出します。自分が心でつぶやていることを言葉にするのです。

「これでもか！」というぐらいマイナスの声を書いてもかまいません。

③「感情の種類」と「度合い」を書く

不安やイライラ・焦りなど、感情の種類とその度合いを%で書きます。%で表現することによって、感情が定量化され、振り返りやすくなります。どのくらいが何%かは、自分の感覚で決めてください。

「感情日記」を2週間も続けるとどんな出来事が起こると感情が揺さぶられるのか、ある程度そのパターンが見えてきます。

「感情日記」をつけて、毎日の気持ちを確かめて心のクセを知ってみましょう。

実践者の声

やる気にもつながる「ネガティブリスト」

K・S　公務員　男性

休日を終え、翌日に仕事を控える段階、または就業前に、頭の中にある懸案事項を「ネガティブリスト」に吐き出しています。

平日、休日と過ごす中で、様々な事柄が頭に蓄積されて、プライベートなことと仕事に関することとがごちゃごちゃになってしまうので、まずはリストに出しきることで、目に見える形にするようにしています。

目に見える形にすると、不思議と気がかりに思っている事柄が、実は同じ内容だったりします。そこで、プライベートとビジネス、すぐにできるものとそうでないもの、コントロールできるものとそうでないものなどに分けていきます。

そして、コントロールできてすぐに取り組めるタスクを優先的に「超行動化」（125ページ参照）などで具体化して消化してくと余裕ができて、わくわくするものや緊急じゃないけれど重要なものなどに集中できる気がします。

「ネガティブリスト」は、そのときの自分が何を気がかりとしているのか客観視できるので、振り返って見るのも楽しいです。

「ネガティブリスト」や「超行動化」を書くことで懸案事項とその対策を具体化すると、やる気もみなぎってきます。

No.	気がかり・不安	どうする？
1	仕事の書類がたまっている	1日1件以上提出する
2	最近空手の稽古に参加できていない	毎朝型を1回以上やる
3	花火大会の日程を調べないと	今日ネットで検索する
4	積ん読本がたまっている	休日にカフェで読む
5	WiFiを解約しないと	今週末店に行く
6	先日の件について上司に相談していない	明日、朝一で相談する
7	下っ腹が出てきた	朝食をとって筋トレもする
8	家族旅行の計画ができていない	弟にメールで確認する
9	異動前に仕事の引き継ぎをしないと	手持ちの進捗を確認
10	食事会の日程調整と店の予約	今日先方にメールで確認
11	録画している番組の消化	休日に1本ずつ消化する
12	今日の夕食はどうする	昼休みにネットで検索
13	上司への報告が遅れている件がある	報告内容をまとめる

第 **3** 章

自己嫌悪から解放されたい

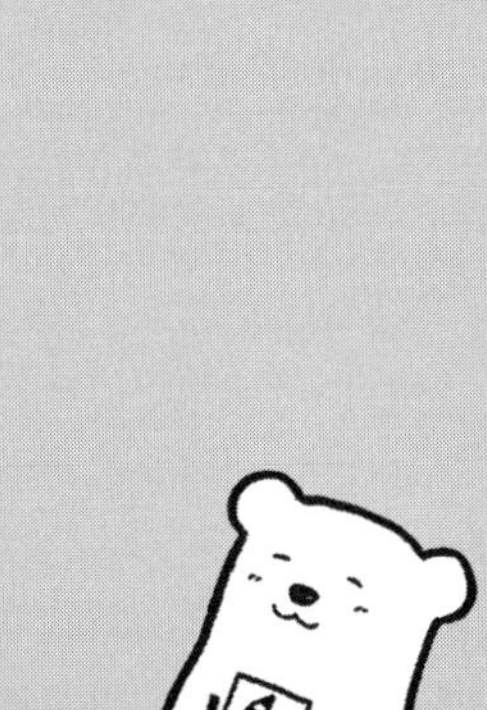

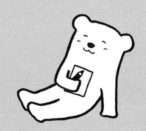

WRITING HABITS

自己嫌悪はなぜつらいのか？

Bさんは、仕事のミスで上司から怒られて3週間もの間落ち込でいました。そのとき彼の中では、このような心の声が繰り返し湧き上がってきたそうです。

「何で俺はこんなにダメなのだろうか？」

「自分は価値がない。無能だ」

こうやって自分を深く責めるとき、感情の揺れは震度7や8という危機的な状況になります。

一方、同じように怒られても、すぐに「この失敗を次は繰り返さないように頑張ろう！　次はどうやって改善しようか」と解決思考になれる人もいます。

このように捉えていける人は、感情の揺れが震度1か2程度であり、自分の中で感情をすぐに立て直せます。

つまり、感情の揺れが大きいほど、震災と同じように復旧に時間がかかるのです。

自己嫌悪による感情の揺れの違い

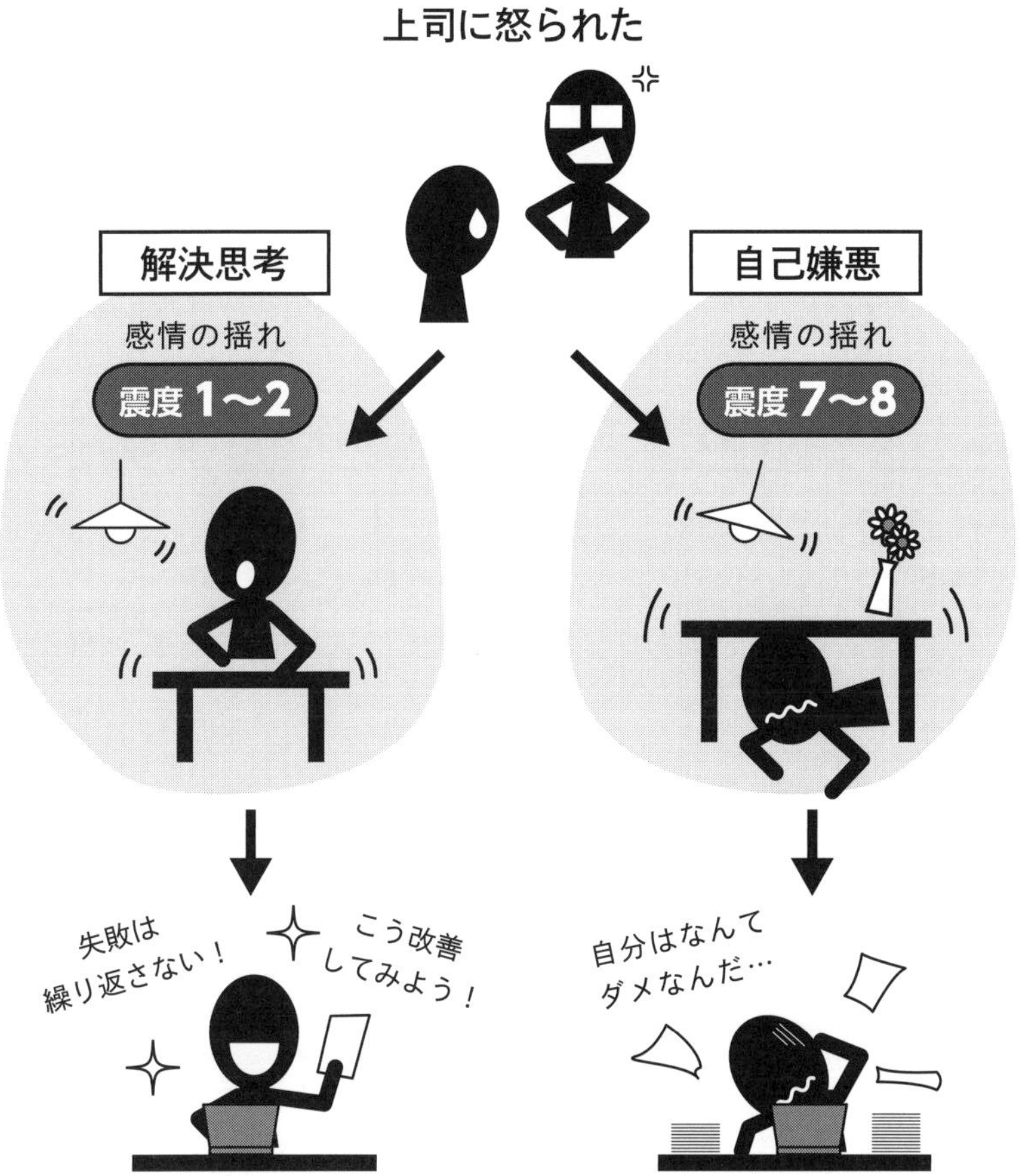

感情の揺れは、自己評価の変化によって起こります。自己評価が大きく揺れるほど、自己嫌悪感も大きくなります。逆に、「怒られた」という出来事を自己評価となるべく切り離して、「行動の失敗」と捉える人は、感情の揺れは小さくて済みます。

人生において「自分をダメだ」と思うことは、誰にでもあります。

私もNHKの生放送番組「ごごナマ」に出演したとき、もっとうまく話せたのではないかと、3週間ほど悶々とした気持ちになりました。テレビにはそれ以前も2回出演していましたが、生放送で親戚や知り合い、その他の全国の視聴者にリアルタイムで見られるという体験は私にとって初めて。どう評価されたかがすごく気になったのです。

また、新人著者時代は、渾身の一作として出版した本の売れ行きがイマイチだと、自己評価が大きく揺れていました。「著書=自分」だと思っていると自分自身が評価されなかったという気持ちになっていたわけです。18冊も出版すると著書と自己評価を切り離して冷静に捉えられますが、このように、心理の専門家として日々研鑽している私も、自己評価が震度7レベルで揺れることは年に数回起きています。

何かに挑戦していれば、自己評価が揺れる出来事と遭遇するのは普通です。

ただ、些細な出来事で過度に落ち込み、すぐに自分を卑下していると、自己嫌悪感は膨らむばかりです。

また、たとえ自己嫌悪に陥っても、その落ち込む期間が3週間から1日に短縮されて、すぐに復活できるようになれば人生が変わります。

自己嫌悪は挑戦する勇気を奪ってしまいます。逆に言えば、自己嫌悪とうまく付き合うことができれば、挑戦する勇気が湧きやすくなるのです。

第3章では、そんな自己嫌悪の立て直しに役立つ「書く習慣」を紹介しましょう。

書く
シート
④

気持ちのモードを一気に切り替える
ネガティブ・ポジティブゲーム

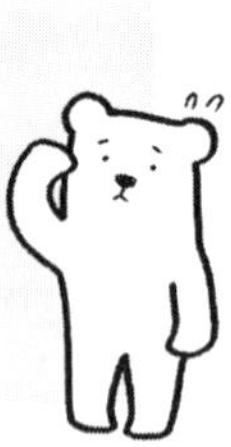

「納得のいかない評価をされた」
「一生懸命やったのに成果が出なかった」
「上司から厳しく叱られた」

落ち込んでいるとき、私たちは前向きな考えを提案されても「そんな気分になれない」と思うのではないでしょうか？
その最大の原因は、ネガティブな心の声を吐き出しきれていないことにあります。逆に言えば、人はネガティブな感情と声を吐き出しきれれば、今度は自然とポジティブになっていけるものです。

以前、大手メーカーから、サウジアラビアに派遣する社員60名に向けた3時間の思考習慣セミナーの依頼を受けました。

その会社では、工場をサウジアラビアに移転することになり、その立ち上げのため、社員60名に海外駐在してもらうことになったのです。

社員からは当然、不満の声が続出。人事部の方からなんとか社員が前向きに捉えられるようにレクチャーしてもらえないか、ということで私のもとに依頼があったのです。

私はセミナーの冒頭で「まず、今ある不満や不安・恐怖を全部吐き出してしまいましょう」と伝え、ネガティブな感情を吐き出してもらうところから始めました。

ここぞ！　とばかりに不満があふれ出してきました。「家族を残して海外に行くのは不安だ」「地元から出たこともないのに、海外でやっていけるのか」「宗教や食など違いがありすぎて不安だ」「子どもを連れて行けない」「単身赴任は寂しい」とたくさんの声が出てきました。

このような話をして、1時間ほど経った頃でしょうか。ある受講生が「でも、仕事があるだけありがたいけどね……」と言い始めたのです。

その発言は次のような背景からでした。競合メーカーも同様に工場を海外に移していて、そのために余剰人員となった社員をリストラしていました。一方、この会社は労働組合との話し合いで、リストラはしないと決め、その代わりに配置転換は受け入れてほしいという経営者側からの申し出があり、合意がなされていたのです。

別の参加者からも、「確かに今リストラされたら行き場がないし……」という声が上がり、そこから少しずつポジティブな発言が出てきました。「まあ、サウジは3年って決まっているからね」「英語を勉強する機会になるからいいかもね」「なかなかできない経験ではあるよね」「外国人をマネジメントするのもよいキャリアになるか」といった声がどんどん増えてきたのです。

このような困難な状況でもネガティブな気持ちを出し尽くすと、ポジティブの芽が出てきたのです。

3時間だけのセッションで、全員がサウジアラビア転属を前向きに捉えられたわけではありません。ですが、ポジティブな解釈が広がったことはたしかです。

ここでお伝えしたいのは、ネガティブな感情とその声を出しきると、ポジティブな発想が反転するように出てくるということです。

これを「書く習慣」として行なうワークシートが、「ネガティブ・ポジティブゲーム」です。これは、ネガティブな感情とポジティブな感情を出しきるためのシートです。

私も新入社員の頃、入社した会社からの出向が早々に決まり、望まない仕事を担当することになりました。当然、会社に対する愚痴や不満だらけの毎日。しかし、毎日愚痴を言うのも疲れるもので、ネガティブになり尽くすと心はポジティブな発想を自然と出してくれます。

次第に「この環境で何が学べるのか？」「今、できることにフォーカスするならば何をするか？」と考えられるようになり、積極的に仕事に向き合えるようになりました。

ネガティブな感情、状況、出来事にまみれることはたくさんあると思います。

そんなときは、いきなりポジティブに心を立て直そうとする前にネガティブになりきってください。そうするとポジティブな声が湧いてきやすくなります。

書き方ガイド

①出来事を設定してネガティブな心の声を出し尽くす

「出来事」の欄に不満に思っていることを記入し、こんなの無理だ、嫌だ、意味がない、理不尽だ、など、「これでもか！」というぐらいにネガティブになりきりましょう。そして、「ネガティブゲーム」の欄に、ネガティブな感情や声を書き出します。

②この状況の中でも湧いてくるポジティブな声を書く

次に「ポジティブゲーム」の欄に、この出来事の意味、成長につながるポイントは何か、感謝できることは何かを書き出します。ネガティブなことを先に書き出すことによって、書く前には思い浮かばなかったポジティブな考えが湧いてきやすくなります。いくつか前向きなことを書いていると、心が晴れていく感覚を得られるでしょう。

書くシート④ ネガティブ・ポジティブゲーム

出来事 営業部から総務部に異動することになった	
ネガティブゲーム（愚痴・不満・マイナスの心の声を出し尽くす）	ポジティブゲーム（意味・成長・プラスの心の声を出す）
・どうして営業から総務の仕事なんだ？この仕事はあと何年続けるんだろう。	→嘆くより、総務ならではの仕事（残業削減や制度改革など）からよい経験を積むチャンスだと思って勉強しよう。
・大雑把な性格なので、正確性が重要な手続き仕事は向いていない。ミスも多い。	→これは性格というよりスキルの問題だ！今後のキャリアで「正確性」を求められることはある。トレーニングだと考えて自分を磨こう。
・書類仕事が多く、フラストレーションが溜まる。	→まだ異動して1か月。慣れてくる面もある。
・上司とのウマが合わない。重箱の隅をつつくような指摘がつらい。	→正直、上司の細かさより自分の大雑把さが問題。最低限仕事を進めるだけの実力を養おう！
・職場の雰囲気が暗い。挨拶がない。	→営業部とは雰囲気が違うのは当たり前。自分が明るくすべく挨拶運動をしよう。
・初めての仕事ばかりで無駄に時間がかかる。マニュアル化すればいいのに。	→自分がこの仕事を覚えた暁には、仕組み化を進めよう！
・前任者からろくな引き継ぎがなかった。	→私もろくに引き継ぎをせずに営業部を離れた。隣の席のAさんは親身になって教えてくれる。感謝！
・残業が多い部署で、帰りにくい雰囲気がある。	→総務部が帰りやすい雰囲気をつくるべき。慣れたら上司に進言して私が率先して早く帰ろう。

書くシート⑤

日常を客観的に捉えられる
振り返りGPS

「今日も決めた通りに仕事が進まなかった」
「早起きができなかった」
「運動ができなかった」

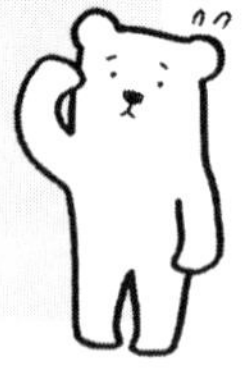

自分に厳しい人ほど、反省すること、できなかったことに思考が偏っていくものです。

しかし、1日の中にはもっと多様な出来事があり、よかったこと、うまくいったこと、成長したこと、達成したこと、気づいたことがたくさんあります。それなのに、私たちは反省することは自然と行なっていても、あえてよかったことを振り返らないものです。

そこで私は、日々を振り返るときはよかったことから先に考えるのをおすすめしています。よかったことを書いてみると、反省や失敗ばかりだと思っていた1日にもプラスの面があったことに気づけます。

たとえば、「18時に退社するルールを守れた」「スケジュール管理の効率がよくなるツールを見つけた」「失敗して落ち込んでいると、先輩が飲みに連れて行ってくれた」など、どんな些細なことでもかまわないので、プラスの出来事を思い出して書いてみることです。

私たちの感情を左右するのは、事実や出来事より解釈・捉え方です。自己嫌悪感は、反省点や失敗ばかりに強く焦点を当てているから生まれてくるのです。マイナスの出来事にフォーカスしている思考をバランスよくするには、よかったことに目を向ける習慣が重要です。

振り返りとは、よかったこと、反省すること、次はどうするかの3つを考えることだと私は思います。そこで、「振り返りGPS」というシートが役立ちます。これは、1日、1週間をGood（よかったこと）、Problem（できなかったこと）、Solution（どのような行動・改善をするか）の3つで客観的に捉えることを目的にしたものです。

ただ悩む、不安になることには意味がありません。それを解決行動に結びつけるときのみ、ネガティブな感情は役に立ちます。日々の反省や後悔の嵐から生じる自己嫌悪感から脱け出すために、「振り返りGPS」を書いてみてください。出来事のプラスもマイナスもバランスよく捉える習慣が感情を整えてくれます。これは、毎日でなくても1週間、1か月間、1年間を振り返るときにもそのまま同じシートが使えます。

書き方ガイド

①Good——よかったことを書く

うれしかったこと、できたこと、成長したこと、感謝できること、気づいたことを思い出し、Goodの欄に書きます。反省点が先に思い浮かんだとしても、必ずGoodから書き始めるのがポイントです。

書くシート⑤ 振り返りGPS

Good
（よかったこと、できたこと、成長、感謝）

- 昨日は、7時間の睡眠が取れた。朝からスッキリ起きることができた
- 始業より30分早く出社できた
- 先延ばししてきた報告書を朝一番に完成させた
- 18時半に退社できた。結果、夕食は自炊した
- 上司から提出した資料がわかりやすいと褒められた

Problem
（できなかったこと、反省・問題点）

- 顧客A社でトラブル発生。対応が至らず、お客様から怒られた
- B社との面談が延びて次のアポに遅れた
- メールの返信に追われて重要な仕事を後回しにした
- ダイエットを決意したのに、夜にスイーツを食べた
- ジョギングをしようと決めたけど疲れてできなかった

Solution
（どのように行動・改善をするか）

- 明日も7時間睡眠を目指し、23時に就寝する
- 1時間早く出社して、重要な仕事に取り組む
- 面談の開始前にタイムリミットの時間にアラームが鳴るようにスマホを設定する
- メールは、10時、13時、15時、17時の4回でチェック・返信する（1回のチェックは15分以内にする）
- 今日は、「スイーツを食べない！」を実現する

②Problem――できなかったことを書く

失敗したこと、後悔していること、やろうと思っていたけれどできなかったことなどに焦点を当て、「Problem」の欄に書きます。

③Solution――振り返りを踏まえて次回どういう行動を取るか書く

Goodの中で継続すること、Problemを改善するための行動を具体的に書きます。

書くシート⑥

大きな落ち込みを引きずらなくなる ABCDEワーク

「仕事で大失敗をしてしまった」
「顧客からクレームを受けた」
「上司からこっぴどく怒られた」

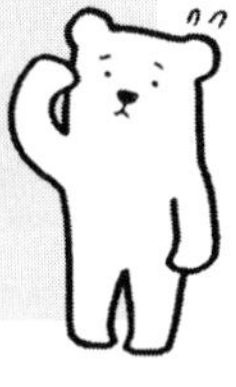

私は、ちょっとした失敗で落ち込む場合と、自尊心を深く傷つけられた出来事で落ち込む場合とでは心理的ダメージに差があると考えています。日常の感情を整理するには、「振り返りＧＰＳ」のようにプラス面に目を向ける程度で十分ですが、大きな失敗、他人から批判される出来事に遭遇したときには、より深い感情の整理が必要です。

どうしようもなく落ち込む出来事が襲ってきたときに役立つのが「ＡＢＣＤＥワーク」です。

「ＡＢＣＤＥワーク」は、認知行動療法という心理療法の１つで、ストレス障害を生み出す思考の改善などで効果を発揮している手法です。

私は自分にディープインパクトの自己評価の揺れがやってきたときは、この「ＡＢＣＤＥワーク」を行なうことをおすすめします。

たとえば、81ページ図のように、査定の面談で上司から評価されていないと受け止めてしまうと、自己評価が下がるものです。

しかし、そんな気持ちに襲われたときには、すぐに切り替えるために「ＡＢＣＤＥワーク」を書いてみてください。15分も集中して書くと、自己評価や捉え方が変わり、建設的な改善や対策に目を向けることができます。

書いて整理しなければ、２～３日悪い気分を引きずるところ、わずか15分書くだけで気持ちを立て直すことができるのです。

「ＡＢＣＤＥワーク」は、次の大枠で構成されています。Ａ（出来事）、Ｂ（思考）、Ｃ（感情）、Ｄ（反論）、Ｅ（効果）の５つです。

記入例を見ながら「書き方ガイド」を読んでいただくと、イメージが湧きやすいでしょう。

「ABCDEワーク」は、フレームに1つずつ順番に書き込むことで思考のレベルが進んでいくように設計されています。大切なことは、出来事、思考、感情、反論、効果と1つずつ区切って考えを書くことです。

このワークには、時間もエネルギーも要しますが、何か深く落ち込む出来事があったときには、効果てきめんです。

書き方ガイド

①Accident（出来事）＝実際の出来事・事実を書く

上司から怒られた、顧客からクレームを受けたなどの心理的なダメージが大きかった出来事を簡単に書きます。いつ、どこで、誰に、何を、どうされたという要素を入れて書いてみてください。ただし、ここに時間をかけすぎる必要はありません。

②Belief（思考）＝心に浮かぶ言葉・考えを書く

出来事を受けて、心に浮かんだ声を書いていきます。ここにはしっかり時間をかけてください。飾らない言葉や怒りに満ちた言葉、方言などが混ざるくらいでちょうどいいのです。

このBの欄は心に浮かぶ素直な声をストレートに書くことで、自分の今の気持ちをしっかりと受け止めるフェーズです。この受け止めをしっかり行なわなければ、心は別の見方を探ろうとしてくれません。Bの欄を書ききって初めて、心は自然と、Dの反論・客観的な思考に移ることができます。

③Consequence（感情）＝感情とその度合い（%）を書く

今回の出来事（Aの欄に書いた内容）に対してどんな感情が湧いているかを書きます。そして、その感情に%をつけて定量化してみてください。

感情の言葉は案外思いつかないものなので例を載せておきます。83ページの図を参考にしてみてください。

書くシート⑥ ABCDEワーク

A（出来事）＝実際の出来事・事実

3週間前に上司から査定面談を受けた際、昨年と同様の評価（Cランク）をされた。

B（思考）＝心に浮かぶ言葉・考え

今年は昨年より多くの業務を頑張った。効率もよくなったのに同じ評価だなんてひどすぎる。これだと頑張っても無意味だ。

頑張りが評価されない職場や上司の下だと部下は浮かばれない。本当にがっかりした。この3週間、絶望感しかないし、何をやってもやる気が湧いてこない。

このまま、この仕事を続けていくべきなんだろうか？

希望が見えず、日々の仕事がつらい。

C（感情）＝感情とその度合い

1. 悔しさ　70%
2. 怒り　80%
3. 希望のなさ　100%

D（反論）＝客観視して反論

まず、上司の評価は評価として、自分が昨年に比べて大きな仕事をやり遂げたことは事実だし、成果の数字も高まったのは間違いない。

上司の立場からすると、相対評価なのでほかの人がより成果を出したことが昨年と同様の評価だった原因かもしれない。

上司に率直にどう評価されているのか、成長した点と成長していない点を聞いてみたら具体的にわかる。

E（効果）＝今後の行動と新しい考え・感情の変化

自分の成長に焦点を当てて、常に自分の能力を高め、目標達成への行動に集中していれば、他人の評価に左右されなくなる。会社の目標だけでなく、自分の目標を立てよう。

1. 悔しさ　50%
2. 怒り　40%
3. 希望のなさ　50%

④Ｄｉｓｐｕｔｅ（反論）＝客観視して反論を書く

Ｄの欄を書き始める前に、いったん１分ほど間を空けて気分を切り替えましょう。肩を回したり、深呼吸をしたり、席を立ってストレッチをしたりします。

そして、Ｂの欄に書いた心の声を客観視して、別の見方をするとどう見えるかを考えます。

ここでいかに状況を客観視し、発想を転換し、別の視点に立てるかがこのワークのポイントです。たとえば次のように視点を変えてみましょう。

・友人が自分と同じ状況に陥っていたらどんなアドバイスをするか？
・今この瞬間ではなく、たとえば３年という長い期間で見るとこの出来事はどういう意味を持つか？
・尊敬する○○さんならどう考えるだろうか？

このパートは慣れが必要です。回数を重ねるごとにどんどん上手くなっていきます。最初はあまり思い浮かばないかもしれませんが、練習だと思って書いてみ

Consequence（感情）の例

- 怒り
- 希望のなさ
- 不安
- 閉塞感
- 自信喪失
- 劣等感
- 後ろめたさ
- 後悔
- 悔しさ
- 自己嫌悪
- 無力感
- 絶望感
- 嫉妬
- 憎しみ
- 焦り
- 恥ずかしさ

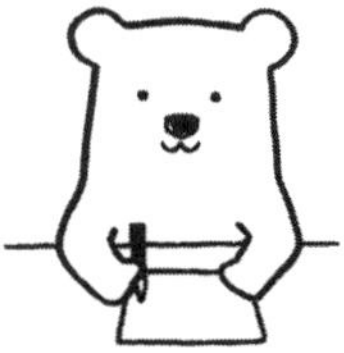

てください。

⑤Ｅｆｆｅｃｔ（効果）＝今後の行動と新しい考え・感情の変化を書く

最後はＤの欄に書いた内容を踏まえて浮かんできた、ポジティブな見方・考え方や新しい行動をＥの欄に書いてみましょう。

そして最後に、ＤとＥを書いてみた結果、Ｃの欄で書いた感情の％はどのような変化をしたか定量的に書いてください。

ここで数値が変化したのであれば、捉え方が変わったということです。なぜならば、出来事そのものは何も変化していないからです。

仮に％の数値が変わらなくても、気にしないでください。その出来事が「ＡＢＣＤＥワーク」に向いていなかったか、Ｄのパートでうまく発想が出てこなかった可能性があります。後者の場合は、何度も練習することで上達していきます。

「ＡＢＣＤＥワーク」は、大技ですが、効果は抜群です。

大きく落ち込む出来事があったときは、自分と向き合うためにも「ABCDEワーク」に取り組んでみてください。

1週間モヤモヤとネガティブな感情を引きずるぐらいなら30分かかったとしてもすぐにシートに書いて感情を整理したほうが快適です。過去の大きな失敗なども「ABCDEワーク」で改めて整理すると、よい経験の1つであったことに気づき、前向きに捉え直すことができます。

どんな出来事も経験です。すべては学びという捉え方に立てるとき、自己嫌悪から脱け出し、次のステージに向かっていくことができます。

実践者の声

大事なことを気づかせてくれる「ABCDE ワーク」

R・I　営業職　男性

「ABCDE ワーク」は、自分にとって「ちょっと重たいな」と感じるテーマに向き合うときに活用するのがおすすめです。

私が書いたテーマは、「妻とこじれてしまった関係を修復したい」というものでした。当時の私は、将来のことを考え、会社員としての給与以外の収入を増やしたいと思っていました。そのために、セミナーや勉強会に参加し、いろいろな活動を頑張っていたのです。

しかし、妻からは「副業よりも、家事を一緒にやってほしいし、家族のことを大切にしてほしい」と言われ、意見が合わなくなりました。そこで、「ABCDE ワーク」に取り組んだのです。

フレームに沿って書いているうちに「私も妻も相手を困らせたいわけではなく、家族のことを考えて頑張っている自分を相手に認めてもらいたいと思っているだけ」だと気づきました。

その立場から妻と話をすることで、感情のぶつかり合いは極端に減りました。おかげで今は、休日のセミナーに参加しても、妻も子どもたちも笑顔で見送ってくれます。

もし、あのとき「ABCDE ワーク」で、自分の意見を客観視していなかったらどうなっていたか……と思うと怖いです（苦笑）。

A（出来事）＝実際の出来事・事実

・妻と副業の活動のことでもめてしまった…。
・会社以外の社外活動を認めてもらえない。

B（思考）＝心に浮かぶ言葉・考え

・今がんばらないといつがんばればいいのか？
・長期的な視点で考えたら、
絶対的に早く副業活動をやるべきだ。
・会社の給与だけに頼って、万が一のことがあったら、
どうすればいいのか？
・現状を変えるために、今は多少のがまんが
必要なのは仕方がないことだ。

C（感情）＝感情とその度合い

1. 困惑する　90 %
2. フラストレーションを感じる　80 %
3. 切ない　60 %

D（反論）＝客観視して反論

・今がんばるのはいいとして、やり方が間違っているかも。
・もっと話し合いをすればいいのかもしれない。
・早くスタートするのはOK、でも自分だけががんばってる
というのは視点がせまくなっているかも。
・確かに多少の犠牲は必要だけど、自分ができないことも多い。妻にも協力してもらうことは
どうしても必要。
・そもそもがんばっているのは自分だけではなかったはず。
妻のがんばりをもっと認めるべきではないか？

E（効果）＝今後の行動と新しい考え・感情の変化

・現状の自分の悩みを素直に話してみよう。
自分も苦しんでいることを打ちあけてみれば楽になる。
・自分も妻も「我が家の幸せ」を目指していることを
忘れないようにする。自分も妻も「相手のことを困らせてやろう」とは思ってないはずだから。

1. 困惑する　50 %
2. フラストレーションを感じる　40 %
3. 切ない　20 %

第4章
イライラを鎮めたい

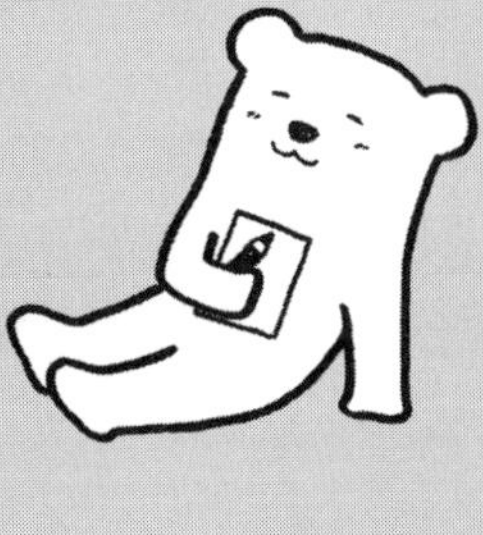

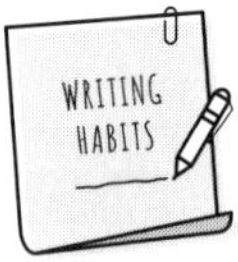

怒りをぶちまける前に

「もう我慢の限界。今度こそ上司にハッキリ言うぞ！」

「夫の態度に怒りがピークに達した！」

「友人からの言葉に傷ついた。もう我慢の限界だ！」

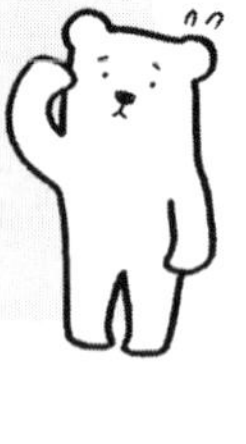

感情の中で一番厄介なのが「怒り」です。
私も心理学が専門なので、様々な手法で怒りを扱ってきましたが、相手に怒りを感じているときは、思考より感情のほうが断然優位になっているため、客観的にも冷静にもなることができません。
その怒りのマグマを無理に抑えて、「許そう」とか「相手の立場に立とう」と綺麗事を言っても、心はそのように反応しません。
簡単に相手の立場になれるぐらいなら初めから怒ってはいないのです。

これが人間であり、私たちは感情の生き物なのです。

では、怒りのままに上司に苦言を呈したり、配偶者に不満をぶつけるとどうなるでしょうか？　相手も感情的になり、売り言葉に買い言葉の応戦になれば問題は悪化します。だからと言って怒りを自分の中に溜め込むと自らの精神状態が悪くなります。


さて、人間関係のストレスを解決する方法として、相手と距離を置き、会わないようにすることも1つの選択肢です。

たとえば、不仲の親、昔いじめを受けた友人と会わないなど、関係を断てば怒りを感じ続けることはなくなります。

関係を断つことでしか怒りの感情に決着をつけられない人は、不仲になると付き合いを断つことばかり選択します。しかし、そのパターンでしか人間関係のストレスを解決できないならば、成れの果ては孤独な生涯を辿ります。なぜならば、どんなに愛する人との間でも確執は起きるからです。

大切にしたい人との関係を一時的な怒りでダメにしないためにも、怒りのマネジ

怒りを向けた相手との問題を解決する方法

● 距離を置く、会わない

● 怒りをマネジメントする

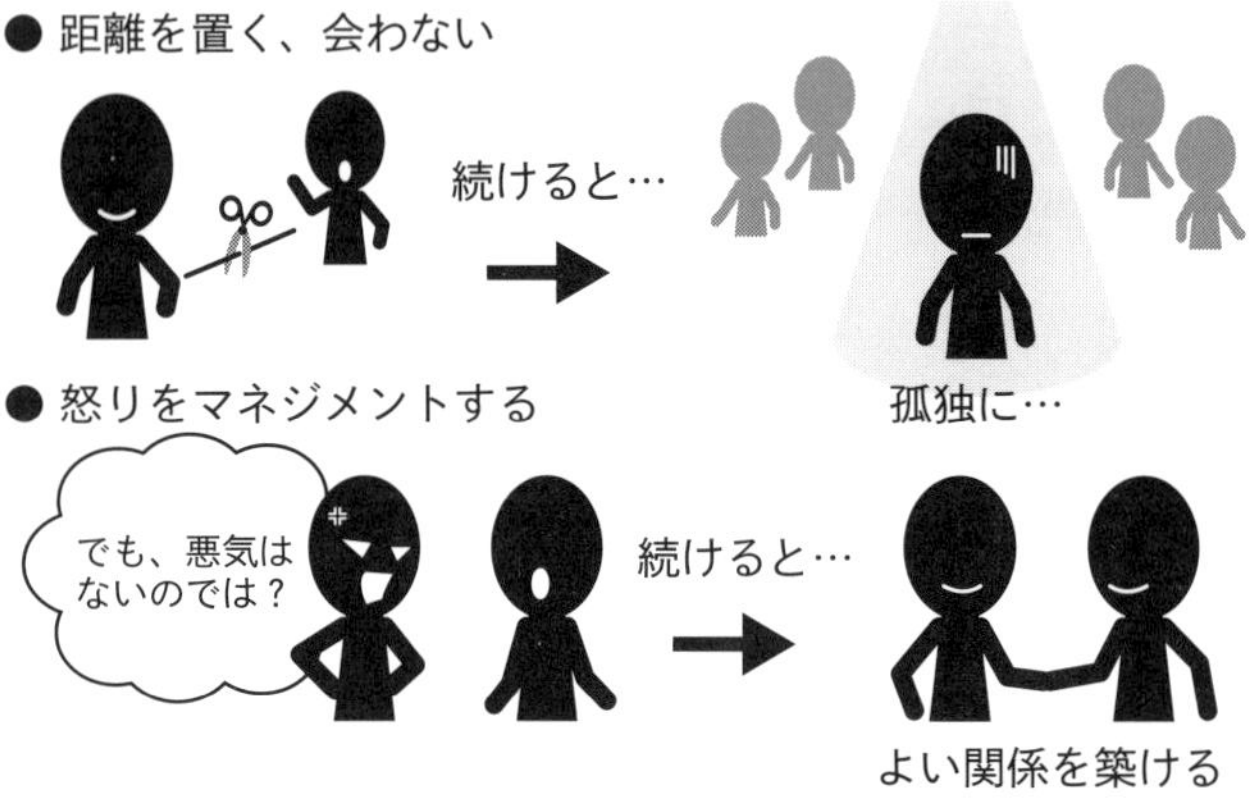

メント法を身につけましょう。

怒りを扱う手法として私がいちばんよいと思うのが、このあと紹介するバイロン・ケイティワークです。

私自身も怒りに震えるとき、「まずはケイティワーク！」と心に投げかけて取り組みます。このワークによって、見方をガラッと変えることができ、状況や感情が整理され、怒りを鎮火できます。

では、私の例からスタートしていきましょう。

書くシート⑦

激しい怒りから解放される
バイロン・ケイティワーク

私はある連載を続けるかどうか、迷っていました。

なぜならば、編集者T氏への怒りが日増しに強くなっていたからです。人柄はよいのですが、彼が私の記事につけるタイトルが挑発的だったり、読者の感情を逆なでするようなものに思えてならなかったからです。少なくとも著者として私が表現したいことに反しているものでした。

その度に2週間に1回議論してはタイトルを修正していったのですが、T氏にも編集者のプライドがあります。「本来タイトルは編集部内で決めるものです。ほかの著者の方には一任いただいているのですが……」と説明されました。しかし、私はそれをどうしても承諾できませんでした。

自分が発信する内容は自分の魂の言葉。多くの方に読まれるのはうれしいのですが、その記事の顔となるタイトルの表現によって、意図が間違って伝わったり、本来のメッセージとは違う煽り方をされることほど悲しいものはありませんでした。

さて、ある日ついに私の怒りは爆発しました。提出した記事に対するタイトルがあまりにもネガティブで読者を小馬鹿にしたように見えるものだったからです。

私の怒りは完全に沸点に達しました。これまで2年半の間騙し騙し抑えてきた怒りが抑えきれなくなったのです。

T氏に怒りのメールを書きながら、私の直感は「このままだとマズイことになるな」と感じていました。長い付き合いがあるため、私の言い分に対するT氏の反論ロジックは手に取るようにわかっていました。泥沼の論戦を繰り広げたところで誰も得しません。

でも、我慢するのはもう無理だ！　そう思った私はメールを書くのをやめて「バイロン・ケイティワーク」に取り組みました。

このワークは、アメリカの心理カウンセラーであるバイロン・ケイティ氏が開発した手法で、4つの質問と3つの置き換えというシンプルな構成のワークです。このワークは、いろいろな目的で使われますが、私は特に相手への根深い怒りがあるときに使える手法として今回紹介します。

決まった質問と手順に従うだけで、見方がガラリと変わる素晴らしい手法です。こればかりは、実際に自分でやってみないとわかりませんが、私の例に当てはめて、まず4つの質問、3つの置き換えを説明します。そして最後に「書き方ガイド」でどのように書けばよいかを示したいと思います。

では、全体像を理解するために、私のケースを読んでみてください。

古川の実践例

①ビリーフの設定

最初に、相手に対して怒っているのはどんな考え（ビリーフ）があるからかを明確にします。つまり、私がT氏に持っている激しい怒りの感情はどんな考えから生まれたか？　ということです。

私はビリーフを**「T氏は私の意図を踏まえてタイトルをつけない」**としました。

②　4つの質問

次に、そのビリーフに対する4つの質問に進みます。

Q1．それは本当でしょうか？

この質問の意図は、「その考えは本当にそうでしょうか？」という投げかけです。

私のここでの回答は、YES。

「それは間違いない。私の意図と違うタイトルのつけ方にいつも振り回されている」と書きました。

Q2．その考えが本当であると、絶対に言い切れますか？

次の質問は、「100％例外なく絶対に」そう言えますか？　という投げかけです。怒りに震えているときは、例外を見つけにくいものです。だからこそ、この質問には意味があります。私の回答は、NO。

「絶対とまでは言えない。なぜなら、T氏のタイトルによって多くの読者のよい注目を浴びた記事もあったし、３割ぐらいは自分では思いつかない秀逸なタイトルもあった」と書きました。拙著に『「早起き」の技術』（大和書房）という大変ご好評いただいた本があります。この本は、まさにT氏が考えた記事のタイトルから着想を得て、執筆したのでした。ワークシートを書きながらふとそのことを思い出しました。Q２はこのように様々な視点から考えることを促してくれます。

Q３．そう考えるとき、あなたはどのように反応しますか？　何が起きますか？

この質問は、「T氏は私の意図を踏まえてタイトルをつけない」という考えに浸っているとき、どんな気持ちになるか？　怒りはどのように感じるか？　という質問です。

私の答えは、「激しい怒り。自分が築き上げたものを壊される恐怖がある」でした。メラメラと湧き上がるマグマのような怒りを味わっています。

Q４．その考えがなければ、あなたはどうなりますか？

最後の質問は、ビリーフの「T氏は私の意図を踏まえてタイトルをつけない」と

置き換え

〈置き換え①〉内容を反対に置き換える

「T氏は私の意図を踏まえてタイトルをつけている」と置き換える

理由1. 毎回、私の文章からタイトルの言葉を拾っている
理由2. 私の発信したいテーマを常に尊重している
理由3. 私のタイトル修正依頼を常に聞いている

〈置き換え②〉主語を置き換える

「私はT氏の意図を踏まえてタイトルをつけていない」と置き換える

理由1. 彼がどう発信したいかを聞いたことがない
理由2. 彼がつけたタイトルの裏にある意図を尋ねたことがない
理由3. 次はどんな内容の記事にするか事前にすり合わせていない

〈置き換え③〉自分自身に置き換える

「私は私の意図を踏まえてタイトルをつけていない」と置き換える

理由1. 私自身が編集者のタイトル案に妥協をして発信してきた
理由2. ズレを感じながらも媒体の影響力の魅力を優先してきた
理由3.「タイトルも作品だ」との自らの声をねじ曲げてきた

書くシート⑦

〈ビリーフ〉
T氏は私の意図を踏まえてタイトルをつけない

4つの質問

Q1. それは本当でしょうか？

それは間違いない
私の意図と違うタイトルのつけ方にいつも振り回されている

Q2. その考えが本当であると、絶対に言い切れますか？

絶対とまでは言えない。
なぜなら、T氏のタイトルによって多くの読者のよい注目を浴びた記事もあったし、3割ぐらいは自分では思いつかない秀逸なタイトルもあった

Q3. そう考えるとき、あなたはどのように反応しますか？
何が起きますか？

激しい怒り
自分が築き上げたものを壊される恐怖がある

Q4. その考えがなければ、あなたはどうなりますか？

私の好きな内容を発信させてくれるありがたい編集者であり、タイトル以外は相当わがままを聞いてくれて2年半も付き合ってくれている

いう考えがなければどうなるか？　というものです。読むだけでは難しいかもしれませんが、このビリーフが仮になければ相手はどう見えるか？　を考えるための質問です。

私が書いたものは、「私の好きな内容を発信させてくれるありがたい編集者であり、タイトル以外は相当わがままを聞いてくれて2年半も付き合ってくれている」という意外な答えでした。そのとき、T氏の屈託のない笑顔が思い出されたのです。ここで彼への怒りは、彼自身ではなく、タイトルのつけ方に対するお互いの相違点によるものであることに気がつきました。

③ 3つの置き換え

4つの質問に答え終えたら、次は3つの置き換えをします。

3つの置き換えは、ビリーフを3つのパターンに変換するというもので、自由な考えを縦横無尽に探り、ケースによっては天と地がひっくり返るような驚くべき見方・捉え方に気づかせてくれます。

〈置き換え①〉内容を反対に置き換える

最初の置き換えは、逆の見方で出来事を見ることにポイントがあります。ビリーフの最後の動詞の部分を否定語なら肯定語、肯定語なら否定語にしてできあがった反対の意味の文について、理由づけをしてみるのです。

私のケースならば、**「T氏は私の意図を踏まえてタイトルをつけている」**と、否定語を肯定語に置き換えるわけです。そして3つの理由を考えます。

私のケースで挙げた3つの理由は次の通りです。

理由1．毎回、私の文章からタイトルの言葉を拾っている

理由2．私の発信したいテーマを常に尊重している

理由3．私のタイトル修正依頼を常に聞いている

ここで私が気づいたことは、T氏は私がNOと言えば必ず修正する姿勢を持っていること、T氏がつけたタイトルは、まったく関係のない言葉を使っているわけではなく、文中に入っている私の言葉から拾ってつくられていることを思い出したのです。

このように、置き換えたビリーフが真実味のある納得できるような3つの理由を出すことで視野が広がります。これまで見てこなかった事実、想像してこなかったことに思いが至るようになるのです。

私はこの〈置き換え①〉によって、「私の意図を尊重していない」という凝り固まった考えが、徐々に緩んでいくのを感じていました。

〈置き換え②〉主語を置き換える

今度は主語を入れ替えて、別のアングルの考えを探ります。私のケースでは、「私」と「T氏」を置き換えます。つまり、**「私はT氏の意図を踏まえてタイトルをつけない」**となります。

そして、その理由を3つ挙げます。たとえば私の場合、次のようなものです。

理由1．彼がどう発信したいかを聞いたことがない

理由2．彼がつけたタイトルの裏にある意図を尋ねたことがない

理由3．次はどんな内容の記事にするか事前にすり合わせていない

ここで、記事は私一人の発信物ではなく、編集者との共同作品であるという考えに気がつきました。そう考えると、私は彼の編集者としての意図を大切にしてこなかったどころか聞いたこともなかったことに気づきます。自己中心的であったことを恥ずかしく思うのでした。

〈置き換え③〉 自分自身に置き換える

最後の置き換えは、「自分が自分に」とフォーカスを自らに向けてみるというものです。私の場合でいえば、**「私は私の意図を踏まえてタイトルをつけていない」**と置き換えるわけです。

最初、頭の中は「?・?・?」で意味不明。しかし、しばらく考えると心の奥底から次のような理由が出てきました。

理由1．私自身が編集者のタイトル案に妥協をして発信してきた
理由2．ズレを感じながらも媒体の影響力の魅力を優先してきた
理由3．「タイトルも作品だ」との自らの声をねじ曲げてきた

私はここでハッと気づいたのです。私はなぜ、このような思いを抱えて連載を続けているのか？　ということに。

このメディアで発信することで広く自分の考えを認知してもらえるというメリッ

トを重視しすぎて、「経営者として損得勘定する自分」が「表現者としての自分」の声を押さえつけ、妥協させていたのです。

ここでわかったのは、この怒りはT氏とは関係のない、私の中で2人の自分が葛藤しているにすぎないということでした。

このカラクリに気づいたとき、T氏への怒りはゼロに近くなりました。なぜなら、自分が自分を押さえつけていることに対しての怒りだということに気がついたからです。

結論として私は、「表現者としての自分」の声を尊重することに決めました。

私は読者と習慣を通じて「人生が変わった！」という感動を共に味わうことを使命に執筆の仕事をしています。それならば、タイトルも含めて私が納得できるものに決めるべきだと結論づけました。

そして、冷静にT氏に連載をやめたい旨の私の考えを伝えました。そのときはとてもニュートラルな感情でした。T氏には意見を理解してもらい、これまでの感謝の言葉もいただきました。うまく事態を収束させられたわけです。私にはT氏に対する怒りはもうないので、笑顔で再会でき、企画によってはまた一緒に仕事をすることもできるでしょう。

相手は自分を映す鏡だといいます。怒りの多くは相手ではなく、実は自分に対するものだったりするわけです。このことに気づけたとき、私たちは怒りを鎮めることができるだけではなく、自分と深く向き合うことができます。

激怒しているときに、相手や状況を客観視するのは難しいものです。だからこそ、「書く」というアプローチが有効だと私は考えます。

書き方ガイド

①ビリーフを設定する

怒りを生み出している考えを文章にします。簡単な文章にして、1つの考えに絞るというのがポイントです。本来バイロン・ケイティワークのビリーフは自由に書くものですが、1つのヒントとして、たとえば「怒り」に取り組む場合、次のような文章のつくり方ができます。

・「相手（名前）は、私に・・・する」

・「相手（名前）は、私に・・・しない」
・「私は、相手の○○に・・・」
いずれにしても簡単な文章で１つの考えを設定します。

②ビリーフに対して４つの質問を投げかける

すでに解説したので詳細は割愛します。質問１つひとつを心で深く味わいながら浮かんでくる考えを書いてください。

Q１．それは本当でしょうか？
Q２．その考えが本当であると、絶対に言い切れますか？
Q３．そう考えるとき、あなたはどのように反応しますか？　何が起きますか？
Q４．その考えがなければ、あなたはどうなりますか？

③ビリーフを３つの形に置き換える

こちらもすでに私の例で述べましたので詳細は割愛します。
〈置き換え①〉内容を反対に置き換える

〈置き換え②〉主語を置き換える
〈置き換え③〉自分自身に置き換える

なお、バイロン・ケイティワークは、これだけで1冊の本があり、数日間のワークショップが存在するほどに深い内容です。より詳しく知りたい方は、『新しい自分に目覚める４つの質問』（バイロン・ケイティ著／ティム・マクリーン翻訳／高岡よし子翻訳／ダイヤモンド社）をお読みください。

また、ティムさん、よし子さんが行なっているシープラスエフ研究所のワークショップに参加してみるのもおすすめです。

〈ケイティ日本語サイト〉 http://thework.com/sites/thework/nihongo/

書く
シート
⑧

相手も自分も尊重した自己主張ができる アサーティブDESC法

「言いたいことがあるけれど我慢している」
「つい、はっきり言いすぎてケンカになる」
「自分の気持ちをうまく伝えられない」

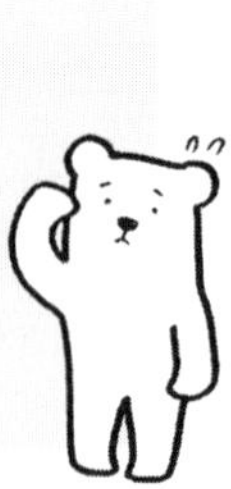

親しき仲にも礼儀ありと言いますが、人間関係には一定の境界線が必要なものです。

境界線とは相手と自分との距離感や守るべきルール・マナーのようなもので、その境界線を越えた発言や行動で不快な思いをしているときには、やめてほしいと素直に相手に伝えるべきです。

たとえば、上司のセクハラ発言に悩んでいる女性がいたとします。彼女がいくら「書く習慣」で怒りや不快感を扱っても、それは一時凌ぎの対策にしかなりません。

「自分はセクハラ発言に不快な思いをしている。やめてほしい」という意思が相手に伝わらない限り状況は改善しません。

しかし、上司に「セクハラ発言はやめてください！」とストレートに言うと角が立ち、職場に居づらくなります。

相手を攻撃する言い方をして確執が深まることも、我慢して何も言わないこともどちらも好ましくありません。ここで重要なのが、「アサーティブな伝え方」です。アサーティブとは、お互いを大切にしながら率直に、素直に意見や感情を述べるという意味です。アサーティブに伝える力があれば、相手に配慮しながら同時に自分のことも大切にすることができ、快適な人間関係が築けます。

言い方を工夫するために「書く」というのは、解決策として違和感を持たれるかもしれません。しかし、「怖くて言えない」もしくは、「つい言いすぎてしまう」最大の原因は、その場のコミュニケーションの即興性に頼りすぎるからだと私は考えます。アサーティブな伝え方をするための書くシート、「アサーティブDESC法」

を使うことで、微妙な言い回しを工夫できるため受け取る側に与える印象は変わります。

「アサーティブDESC法」は、次の4つの観点で構成されています。

①Describe（事実）＝今の事実・状況を描写する

解決したい問題の状況を事実ベースで「客観的」に描写します。

②Express（気持ち）＝自分の気持ちを伝える

描写した問題に対して自分の気持ちを表現します。

③Suggest（提案）＝提案・依頼をする

状況を変えるための「具体的」で「現実的」な解決方法を提案します。

④Consequence（結果）＝メリットを伝える

提案の結果、双方にどんなメリットがあるかを伝えます。相手に手間を取らせなくて済む、自分は頭を冷静に整理して考えることができる、相手に何度も同じことを言わせなくて済むなどという具合です。

では、具体例で見ていきましょう。あなたがこのケースの当事者だったらどう伝えるか考えながら読んでみてください。

あなたは同じ職場のA先輩の発言に悩まされています。あなたが会議で発言すると、A先輩はみんなの前で、「そんな説明じゃわからない」「君は本当にわかってないな」と罵倒してきます。あなたはA先輩がいると萎縮してしまい、会議でも発言を控えてしまいます。最近では会社でA先輩の顔を見るのさえ嫌になっています。

こんな状況を「アサーティブDESC法」で整理すると110～111ページ図の通りです。

伝え方に4つの観点を盛り込むことで、相手も冷静に受け取りやすくなります。

もちろん、このフレームの順番で杓子定規に伝えるのは不自然です。これらをど

アサーティブDESC法

	セリフ
	「本日の会議で先輩から会議の進行や発言に対してお叱りの言葉をいただきました」
	「毎度同じような指摘を先輩に言わせてしまい、何とか改善したいという気持ちです。ただ、会議の場で直接ご指摘をいただくとどうしてもシドロモドロになり、萎縮して発言ができない状況です」
	「できれば、会議後に個別にご指摘いただけるとありがたいです」
	「そうすれば、私もご指摘を咀嚼して会議に臨めるので、会議の進行がスムーズになりますし、先輩に同じことを何度もご指摘いただかずに済みます」

書くシート⑧

DESC	要素
事実 Describe	会議中に大声で 進行や発言に対して 叱責された
気持ち Express	改善したいけど、 萎縮してしまう 緊張してシドロモドロ
提案 Suggest	会議後に別室で 個別に怒られるなら まだ受け入れられる
結果 Consequence	自分も改善できるし 先輩にも同じことを 言わせないで済む

うやって組み合わせて、どんな表情や声のトーンで伝えるかを考えることが重要です。

このように準備・シミュレーションすることで、ぶっつけ本番、感情任せの即興コミュニケーションから脱け出し、伝えるべきことを言える人になっていきます。最初は勇気が必要ですが、練習することでうまくなっていくものです。

書き方ガイド

① 4つの観点に対して要素を書く

セリフにする前に、ポイントを簡単に箇条書きなどで洗い出します。

・事実……起きた状況・言われたことなど感情を交えず事実だけを客観的に書きます。

・気持ち……自分の感情を明確にします。たとえば、落ち込んでいる、焦っている、冷静でいられない、不安などです。

・提案……相手にどうしてほしいのか、という具体的な解決方法を提示します。

・結果……提案した解決策によって、お互いにとってどういう効果・メリットがあるのかを伝えます。

②セリフにして伝え方を工夫する

書き出した要素をもとに、実際に伝える場面を想像して、セリフにします。「心苦しいのですが」「私としても何とかしたいのですが」「できれば・・・していただけると助かります」「申し訳ありませんが・・・していただけますか？」などのクッションとなる言葉ややわらかい言い回しを使いながら書くことがポイントです。即興ではこのような言葉が出づらくても、事前に書くことで豊かな表現ができるようになります。

書いたセリフをもとに、実際に伝える場面を想像して、声に出して練習してみてください。練習するたびにどんどん伝えやすく、かつ、よい言い回しのセリフに磨かれていきます。誰かに聞いてもらい、フィードバックをもらうとなおよいでしょう。

実践者の声

よい意味で予想を裏切ってくれる「バイロン・ケイティワーク」

M・Z　公務員　女性

「バイロン・ケイティワーク」は、「これはさすがに変えられない！」「今回は絶対に無理でしょ！」と思いながら、挑む気持ちで書くことが多いです。

はじめはビリーフを言語化すること自体に抵抗があったりもします。たとえば、「私は彼に愛されていない」「私は誰の役にも立てていない」などと言語化してしまうと、怖くなることも。でも、まずはそう感じている自分を素直に受け取ってみるようにしています。

置き換えて、理由を３つ出していくときは、３つ目で「そっか！」と気づくこともあり、面白いです。

今は、日常の中でふと不安に襲われたりした瞬間に、「それは本当？」「100% 言い切れる？」という質問が自分の中から出てきます。すると、心がちょっとゆるんで、冷静になれるのです。

私は「書く習慣」のおかげで、頭の中でぐるぐる悩み続けて動けないということが減りました。その分、気分よく過ごせることも増え、めげずに次の行動に移せるようになりました。

〈ビリーフ〉　彼は、私のことを大切に思っていない

4つの質問	置き換え
Q1. それは本当でしょうか？ 8割はそう思う 他の人との方が盛り上がってる。 Q2. その考えが本当であると、絶対に言い切れますか？ 絶対とまでは言えない 私とのことを話題にしてくれることもある。 Q3. そう考えるとき、あなたはどのように反応しますか？　何が起きますか？ いじける 彼の前から消えたくなる。 Q4. その考えがなければ、あなたはどうなりますか？ 自信を持っていられる。	〈置き換え①〉内容を反対に置き換える 彼は、私のことを大切に思っている 会えば声をかけてくれる。 いつもお礼を言ってくれる 困った時はいつでも相談にのってくれる 〈置き換え②〉主語を置き換える 私は彼のことを大切に思っていない いつも最優先に思ってはいない 彼以外も頼ることもある。 こんな気持ちを伝えたら、私を嫌うような人だと 見くびっている、とも言える 〈置き換え③〉自分自身に置き換える 私は私のことを大切に思っていない 自分の気持ちを伝えようとせずふたをしてる こんな風に思う自分はダメだと思っている 自分で勝手に大切にされていないと 決めつけている

第 5 章

「考えすぎて動けない」をなくしたい

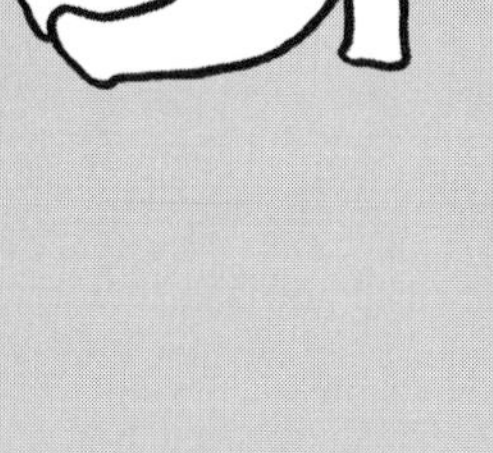

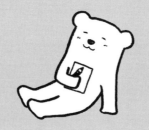

WRITING HABITS

なぜ、行動できないのか？

面倒くさい、失敗が怖い、まだ時間がある、嫌われたくない、自信がない、後悔したくない……。

これらの感情があなたの行動にブレーキをかけます。それを乗り越えて行動するためには、これらの感情をうまく処理することが重要で、そのために「書く習慣」が効果を発揮します。

私たちが行動できないケースは、大きく2つのパターンがあると私は考えます。

1つ目は、何をするかわかっているけれど動けないケースです。

「英語の勉強をやっていない」
「業務日報を書いていない」
「早起きができていない」

このように、やることは決めたけど、先延ばししていることはありませんか？　このようなケースは、「書くシート⑨　超行動化」で解決できます（120ページ参照）。

2つ目は、そもそも何をすればよいかわからないケースです。

「やりたいことが見つからない」

「結婚したいけれど出会いがない」

「休日をもっと充実させたい」

これらは、問題は認識しているけれど、解決するための行動がはっきりしていないという状態です。この状態で立ち止まっているとただ堂々巡りするだけで、状況は好転していきません。

では、この場合どうすればいいのでしょうか？　相田みつをさんの詩を引用しましょう。

ともかく
具体的に動くことだね。

いま、ここ、を
具体的に動く——
それしかないね。
——中略——
具体的に動けば
必らず具体的な答が出るよ。

相田みつを「M君へ」『相田みつをザ・ベスト　にんげんだもの　逢』（角川文庫）

この言葉の通り、解決策がわからないからといって止まっているより、具体的に動くことで答えが見えてくることがあります。なぜ具体的に動くと状況が好転していくのでしょうか？　3つの理由をご紹介します。

〈理由1〉行動するとポジティブになる

モチベーションは、前に進んでいるときに高まり、障害にぶつかると低下します。

何か行動すると、物事が前に進んでいると感じ、ポジティブな気持ちになります。ポジティブになると、前向きなアイデアが湧き、解決策が見えてきます。

〈理由2〉 行動すると気づきが生まれる

行動すると人から情報やアイデアがもらえ、たとえ失敗しても解決へのヒントが見えてくるものです。

〈理由3〉 行動すると周りが応援してくれる

一生懸命頑張っている人を見ると、人は「力になりたい！」と思うものです。必死になって解決策を模索して行動していれば周りが応援してくれます。そして、そこから打開策が見つかることがあります。

しかし、理屈がわかっていても簡単に動けないのが私たちです。

そこで、これら2つの「行動できない！」ケースを解消するための書くシートを紹介します。

書くシート⑨

「決意したのに実行できない！」を解消する超行動化

「やろうと思ったけれど時間がなかった」
「今日は気が乗らなくてできなかった」
「やる余裕がなかった」

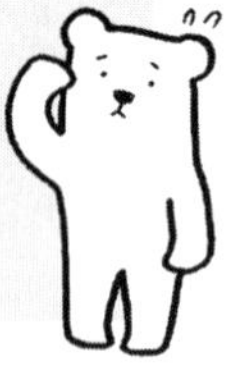

私は企業研修後に提出された受講生の行動プラン865個を添削したことがあります。そこでわかったことは、その8割は曖昧な行動プランになっているため、実際の行動には移せないということでした。

具体的には、次のような行動プランです。

- **PDCAをきちんと回す**
- **英語を勉強する**
- **仕事の振り返りをする**

・会議で積極的に発言する
・部下とコミュニケーションを取る時間を確保する

このような曖昧な行動プランのままで現場に戻ると、「やろうと思っていたけど忘れていた」、「忙しくて余裕がなかった」、となるのが関の山です。

この最大の問題点は、プランが曖昧なため、日常で行動しているイメージが湧かないところにあります。そこでこれらの対策として、「超行動化」が重要です。「超行動化」とは、脳が言い訳できないところまで曖昧さを排除して、行動プランを具体化することです。行動プランを脳が行動命令として受け取れるまで具体化すると、ぐっと実行しやすくなります。

では、脳が動きやすくなる「超行動化」とは、どうすればよいのでしょうか。ポイントは「5つの具体化」と「ベビーステップ」です。

まず、「5つの具体化」から説明します。

次の5つの視点で行動プランを具体化すると、行動のイメージが明確になり、実行に移しやすくなります。

〈具体化①〉ピンポイント行動を決める ＝「何をどうする」

「アンケート結果をグラフにする」「先輩をランチに誘う」「ノートを買って持ち歩く」など。

悪い例：「ＰＤＣＡをきちんと回す」

↓「出社後、ＰＣを開く前に15分、ふせんにやることを書き出し、１日の作業の優先順位を決めてから仕事を始める」

〈具体化②〉行動タイミングを決める＝「いつやるのか？」「いつまでにやるのか？」

「朝礼後」「会議の説明時に」「メールをする際に」など。

悪い例：「英語を勉強する」

↓「火曜と木曜の週2回、朝8時から30分間、アルヴィン先生とＳｋｙｐｅで英語レッスンする」

〈具体化③〉定量化・数値化する＝「どれくらいやるか？」
「毎日30分」「1日30ページ」「部下3人と10分ずつ」など。
悪い例：「会議で積極的に発言する」
↓「1時間の会議の中で最低3回は発言する」

〈具体化④〉行なう場所を決める＝「どこで」
「自宅」「朝の通勤電車」「徒歩時間」「オフィスの自席」「休憩ルーム」など。
悪い例：「仕事の振り返りをする」
↓「月初めの月曜の朝、会社近くのカフェで30分間、前月の仕事を『振り返りGPS』のシートに書き込み振り返る」

〈具体化⑤〉誰かと約束する＝「誰と」
「職場の同僚」「上司」「部下」「顧客」「学生時代の友達」「夫」「妻」など。
悪い例：「部下とコミュニケーションを取る時間を確保する」
↓「朝礼後に部下1名と5分間話す時間を設けると部下全員に宣言する」

次に「ベビーステップ」です。

ベビーステップとは「赤ちゃんの一歩で始める」ということです。

行動を起こすまではとても気が重かったのに、一歩踏み出してみたら、気の重さ、不安がどんどん軽くなり行動が進んだといった経験はないでしょうか?

人は止まっているときにやらない理由を、逆に、動き始めるとやる理由を考えるものです。

この「ベビーステップ」で始めるという習慣は、先延ばし、続かない、行動できないという悩みを一気に解消する強力な解決策です。

ポイントは、「面倒」「怖い」「不安」「時間がない」などの感情が出てこなくなるまで徹底的に行動のハードルを下げることです。

「ベビーステップ」の具体的な設定方法は次のようなものです。

- **ジョギングをする→ウェアに着替える**
- **ダイエットする→お昼ご飯のライスを半分にする**

書くシート⑨ 超行動化

	実践すること	5つの具体化 (何をどうする・いつ・どれくらい・どこで・誰と)	ベビーステップ (ごくごく小さな一歩)
1	PDCAを徹底する	出社後、PCを開く前に15分間、ふせんにやることを書き出し、1日の作業の優先順位を決めてから仕事を始める	今日やるべき一番重要な仕事をふせんに書いてPCに貼る
2	英語を勉強する	火曜と木曜の週2回、朝8時から30分間、アルヴィン先生とSkypeで英語レッスンする	来週のレッスンの予約をする
3	積極的に会議で発言する	1時間の会議の中で最低3回は発言をする	開始5分前には会議室に入り、議題について意見を書き出す
4	仕事の振り返りをする	月初めの月曜の朝、会社近くのカフェで30分間、前月の仕事を「振り返りGPS」のシートに書き込み振り返る	手帳に振り返りをする予定を書き込み時間を確保する
5	部下とコミュニケーションを取る時間を確保する	朝礼後に部下1名と5分間話す時間を設けると部下全員に宣言する	さっそく明日の朝礼で左記の内容を部下全員に伝える

・片づける→5分間片づける、トイレだけ綺麗にする
・禁酒する→ビール3杯のところビール2・5杯に減らす
・朝5時に起きる→今より15分だけ早起きする

これなら一歩踏み出すことができるのではないでしょうか？

行動の心理とは「慣性の法則」のように、小さく動き始めるとどんどん勢いを増していくものです。

「5つの具体化」と「ベビーステップ」で「超行動化」をしてみてください。

書き方ガイド

①実践することを書く

まず「実践すること」の欄に、やろうと思っていることを書きます。ここに書く内容は、抽象的で曖昧なものでかまいません。まず、「ＰＤＣＡを徹底する」

というくらいの粒度の行動から発想するのが自然なものですので、この時点で具体化する必要はありません。

②「5つの具体化」を適用する

「実践すること」の欄に書いた内容を「5つの具体化」を使って書き直してみましょう。5つすべての視点を盛り込む必要はありません。行動しようというスイッチが入るまで具体的に書いてみてください。

③「ベビーステップ」を書く

最後に具体化した行動の「ベビーステップ」を書いてみましょう。これなら絶対にできる、極端に言うと、インフルエンザにかかっていてもできるというレベルにまで行動のハードルを下げたものにするのがポイントです。

0を1にする初動の管理が、行動力の差と言っても過言ではないのです。

書くシート⑩

先延ばしがなくなる
チャンクダウンシート

「部屋の大掃除をする」
「報告書を作成する」
「プロジェクトを立ち上げる」
「プレゼンの準備をする」

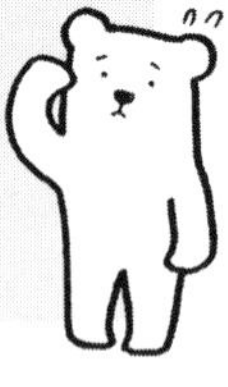

やろうと思っていることに複雑なステップがあったり、時間がかかる作業だったりすると、気が重たくなり、行動できなくなりがちです。

夏休みの宿題のように先延ばしにしてしまう理由は、そのタスクに強いストレスを感じるからです。よって先延ばしへの一番の対処策は、ストレスを小さくすることです。そのために、チャンクダウンという手法が役立ちます。チャンクダウンとは、「作業の塊を小さくする」ということです。

「曖昧さ、複雑さ、予測不能さ」は、不安・恐怖といった感情を駆り立てて、行動を阻みます。そこで、行動を細分化することでネガティブな感情も小さくするチャンクダウンが有効なのです。

ちなみに、「超行動化」は、ある程度単純化された行動を日常のどの場面で、どのくらい、誰とするかという具体化を行ないましたが、チャンクダウンは複雑で時間がかかる作業を小さい行動に砕いていくことで取り組みやすくするものです。

チャンクダウンにより、行動の「明確さ、単純さ、予測性」を高めることで、不安と恐怖が軽減され、行動しやすくなるというわけです。

チャンクダウンのコツは、「一口サイズまで徹底的に行動を小さくする」ことです。よく出すたとえですが、肉が食べたいときに、牛一頭を連れてこられたら手をつけることができません。ですが、スライスして、サイコロステーキの状態にしてもらえれば食べることができます。

複雑に見える作業も、具体化して15分単位の小さなタスクに分解していけば、1つひとつのタスクは大してストレスを感じないため手をつけやすくなるのです。

たとえば、これから1年かかる「新プロジェクトの定例会議を開催する」という仕事を例に考えてみましょう。初めて開催する会議であれば、準備が複雑で大変そうです。

そこで、「チャンクダウンシート」を書いてみましょう（132〜133ページ図参照）。まずは会議の作業工程を大きく3つに分解します。会議前、会議中、会議後に何をしなければならないという視点です。

まず、会議前であれば、主要メンバーを選定する、会議日時を決める、会議室を予約する、開催趣旨・目的を設定する、通知メールを送るなどです。

次に会議中であれば冒頭にゴールを伝え、参加者に発言しやすい雰囲気をつくるために質問をし、会議の最後には結論を確認する。

そして、会議後は、議事録を送り、結論を上層部に報告するなどです。

書くことで、ここまで詳細なステップが見えてきたら、とりあえず1つずつ手をつけることができるでしょう。

作業が複雑で時間が長くかかる場合に、私たちは気が重たいという感情に圧倒されて先延ばしします。そんなときは、仕事の全体像と詳細を「見える化」するのが一番です。1枚紙を取り出して「チャンクダウンシート」を書いてみましょう。

書き方ガイド

① 作業を書く

一番上に、気が重たい大きな作業をまず書きます。先の例でいうと、「新プロジェクト定例会議を初開催する」です。

② 3つに分解した中項目を書く

大きく3つぐらいにタスクを分けるとどんな作業があるかを書いてみます。作業工程でも、作業分野でもかまいません。最初はどう分けたらよいか戸惑うかもしれませんが、切り分けてイマイチならば書き換えればよいのですから、書きながら考えてみてください。

③ 小項目にタスクを書く

最後に、一番下の小項目の欄に15分程度の作業にまで小さくしたタスクを書きます。もし、小項目レベルでも十分に小さくならない場合は、第四階層をつくって、さらに細かく作業を分解していってください。

なお、未経験の仕事で工程が不明なときは、まずわかる部分だけを書きます。それを見せながら経験者に相談すると、何が漏れているかを相手も簡単に把握でき、具体的なアドバイスをしてもらえます。このように、「チャンクダウンシート」はわからないことを他人に相談する場合にも有効です。

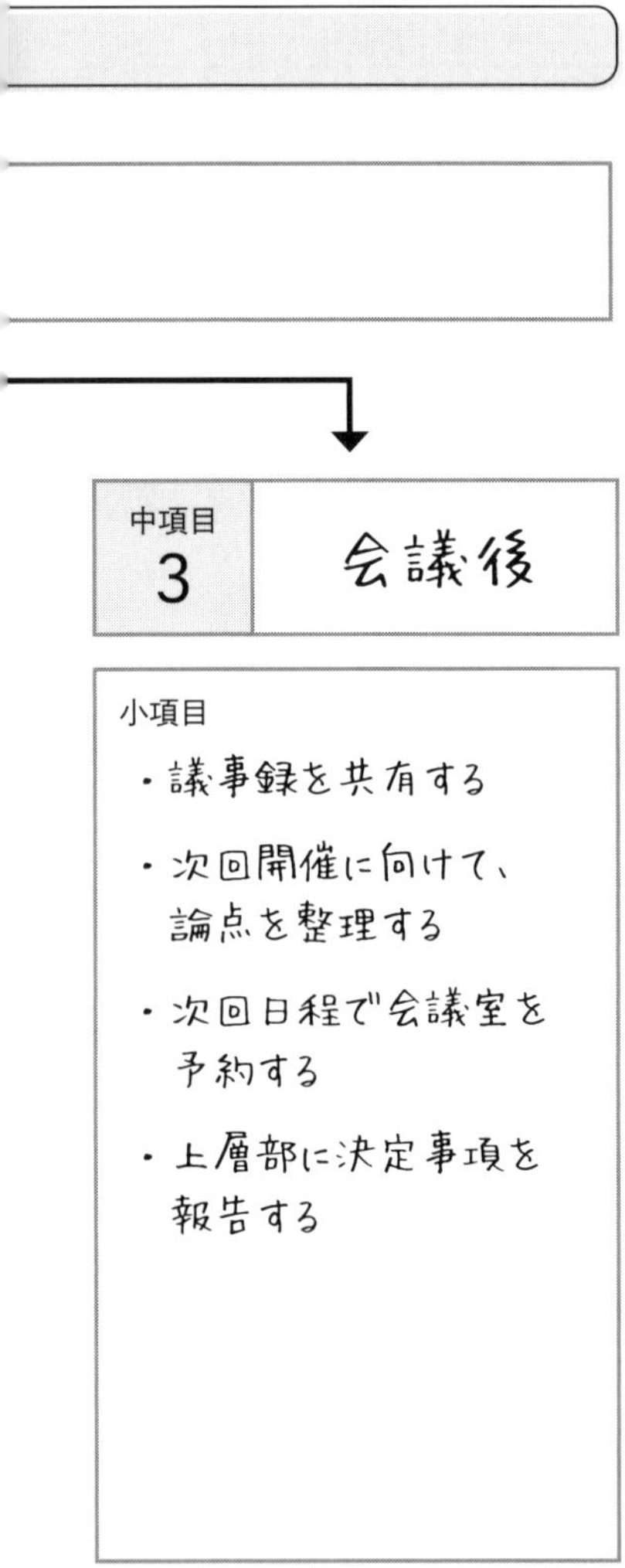
中項目
3
会議後
小項目
・議事録を共有する
・次回開催に向けて、論点を整理する
・次回日程で会議室を予約する
・上層部に決定事項を報告する

書くシート⑩ チャンクダウンシート

作業
新プロジェクト定例会議を初開催する

中項目 1	会議前

小項目
- 主要メンバーを選定する
- 会議日時を決める
- 会議室を予約する
- 目的・主旨・議題をつくる
- リーダーと内容合意する
- 開催通知メールを送る

中項目 2	会議中

小項目
- 冒頭に目的・ゴールを説明する
- 進行役・書記役を決める
- 時間配分を決める
- メンバーが発言しやすいよう全員に問いかける
- 今日の結論を確認する
- 次回日程と議題を確認する

書くシート⑪

動きながら答えを探れる
行動フォーカスシート

「残業を減らしたい」
「天職を見つけたい」
「ストレスを減らしたい」
「結婚したいが出会いがない」

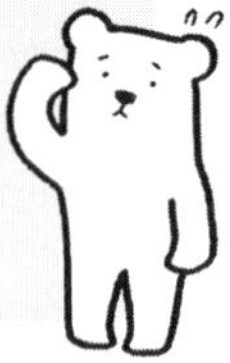

これらの問題に対して行動できないのは、「どんな行動から始めたらいいか？」という見当がつかないからではないでしょうか？
もちろん、正規の問題解決発想ならば「何が一番の問題か」と考えることから始めることになるでしょうが、経験が乏しいと当事者には問題の全体像が見えないものです。
そんなとき、「何が問題か？」「何が原因か？」と自らに問い詰めたところで一向に答えらしきものは出ず、問題が手つかずのままで放置され、止まってしまいます。

私たちは、行動する前にあれこれ考えすぎて自分の中で問題が堂々巡りしてしまい、閉塞感の中でもがき苦しむことがあります。

そんなとき、私は「行動フォーカスシート」をおすすめしています。これは、まず小さな行動から始めるというアプローチ法です。「走りながら考える」という表現がありますが、動きだすと情報が集まり、思わぬ解決策が見つかることがあります。「問題→原因→解決策→行動」という順番では、答えがわからず、フリーズしてしまうときには逆に、「行動から始めるアプローチ」が有効なのです。

具体例があったほうがわかりやすいので、27歳、男性営業マンCさんのケースを考えてみましょう。

Cさんは、「今年は営業成績不振で上司からの評価も低い。さらに、来年は今年よりノルマが上がる。どうすれば売上を高められるのか……」と悩んでいます。

ここで、いきなり最高の解決策が思いつけばいいのですが、それができるくらいならそもそも成績不振に悩んでいないわけです。

そこで、行動にフォーカスして発想し、今できる行動アイデアを出して動き出すようにします。これを私は「一次行動」と呼んでいます。「今、ここで、自分ができるアクション」のことです。アクションを考える観点は次の3つです。「よいノウハウ・理論はどこにあるか？」「専門家・成果を出している人は誰か？」「実験的に試したい解決策は何か？」この「ノウハウ・人・実験行動」の観点から考えると、一次行動は書きやすくなります。

Cさんの例（139ページ参照）でいえば、営業成績を上げることに対して、「優れた営業ノウハウの本を1冊読む」という行動は小さな行動ですが、この本の情報から売上不振の真因を探るための情報にたどり着くかもしれませんので、十分意味のあるアプローチです。

このようなレベルのプランでかまわないので、10個出してみてください。そのうちの2～3個は「あっ、これはいいかも」「ヒントがあるかも」と思える行動が出てくるものです。その2～3個だけでも実践したら、行き詰まって何もできない閉塞状態から脱することができ、行動すれば、必ず何らかのフィードバックが得られるものです。動けば、新しい情報、アドバイスを得て解決のヒントに出会える可能性が高まります。また、行動することで、自分の中からアイデアが湧いてきたり、どんな方法が自分のスタイルに合うか合わないかが実感できたりします。

このように具体的に動けば、人との出会い、新しい情報やアイデアに遭遇し、いずれよい解決策につながります。

テーマに対して、小さな10の行動アイデアを書き出し、それを実行してフィードバックを得て、次の行動を発想する。これを繰り返せば、問題が解決し、目標が実現していくのです。

書き方ガイド

①テーマを設定する

テーマは、今抱えている問題・成し遂げたい目標を書きます。ここはある程度、抽象的な書き方でも問題ありません。

②すぐにできそうな行動を10個書き出す

「すぐにできそう」の目安は、1週間以内にできるかどうかです。行動アイデアの発想は、質より量です。あまり深く考えすぎず、10の行動アイデアを書き出します。その際、先述した「ノウハウ・理論を探す」「優れた人に聞く」「解決策を小さく試す」を切り口にすると行動アイデアが湧きやすくなります。

③これはやってみようと思うものに絞る

具体的な絞り方は、次の通りです。

・リストの中で一番効果的であろう行動に☆印をつける
・リストの中で一番わくわくする行動に♡印をつける
・総括してどれから手をつけるか決める

④すぐに動き出してみる

行動した結果出会った人、情報、体験から、次の行動へのヒントが得られます。それを手がかりにして、どんどん「行動→フィードバック→行動」を繰り返してください。

そうすることで、問題解決、目標達成に近づいていきます。

書くシート⑪ 行動フォーカスシート

テーマ

どうすれば営業成績を
高められるのか

1. 優れた「営業ノウハウの本」を1冊読む

2. 営業力向上のための講座やセミナーをネットで探す

3. 心を許せるお客様A社の担当者に自分の営業としての強み、弱みを聞いてみる

4. 上司に毎日3件の訪問をコミットして宣言する

5. 成績のよい先輩の木村さんの営業訪問に同行させてもらう

6. 過去3年間の売上と受注内容をエクセルにまとめてみる

7. 朝30分早く出社して、計画を立ててから仕事を始める

8. 木曜日には、翌週の訪問計画を決める

9. 社内の営業マン5名と勉強会を企画する

10. 営業戦略を1日かけて深く練り上げる

実践者の声

仕事達成度を実感できる「チャンクダウンシート」

Y・M　技術職　女性

私の仕事は複数のタスクが同時並行で動くことが多いため、ToDo リストの作成と進捗確認を兼ねて、朝出勤して15分はチャンクダウンを行なっています。

チャンクダウンを習慣化する前、特に休み明けは、休み前の作業進捗の確認や緊急の案件が入りやすいため、混乱しやすい状態となっており、不安で仕事が止まることが度々ありました。

私のチャンクダウンは、仕事を大きく20個程度になるまで小さくして、その中で緊急性や重要性などの優先度が高いものを2つ選んでさらにチャンクダウンをしてから作業に取り掛かっています。
「チャンクダウンシート」を書くことで、そのシートがそのまま自動的にToDo リストとなり、自分がやるべき仕事が整理され、効率よく進められるようになりました。また、次に何をすればよいのかも整理された状態になるため、不安で作業が止まることも少なくなりました。

週末にはチャンクダウンしたリストの進捗を数値化し、グラフにしています。グラフにすることで、自分の状況やゴールがわかりやすくイメージできるため、モチベーションの維持につながっています。

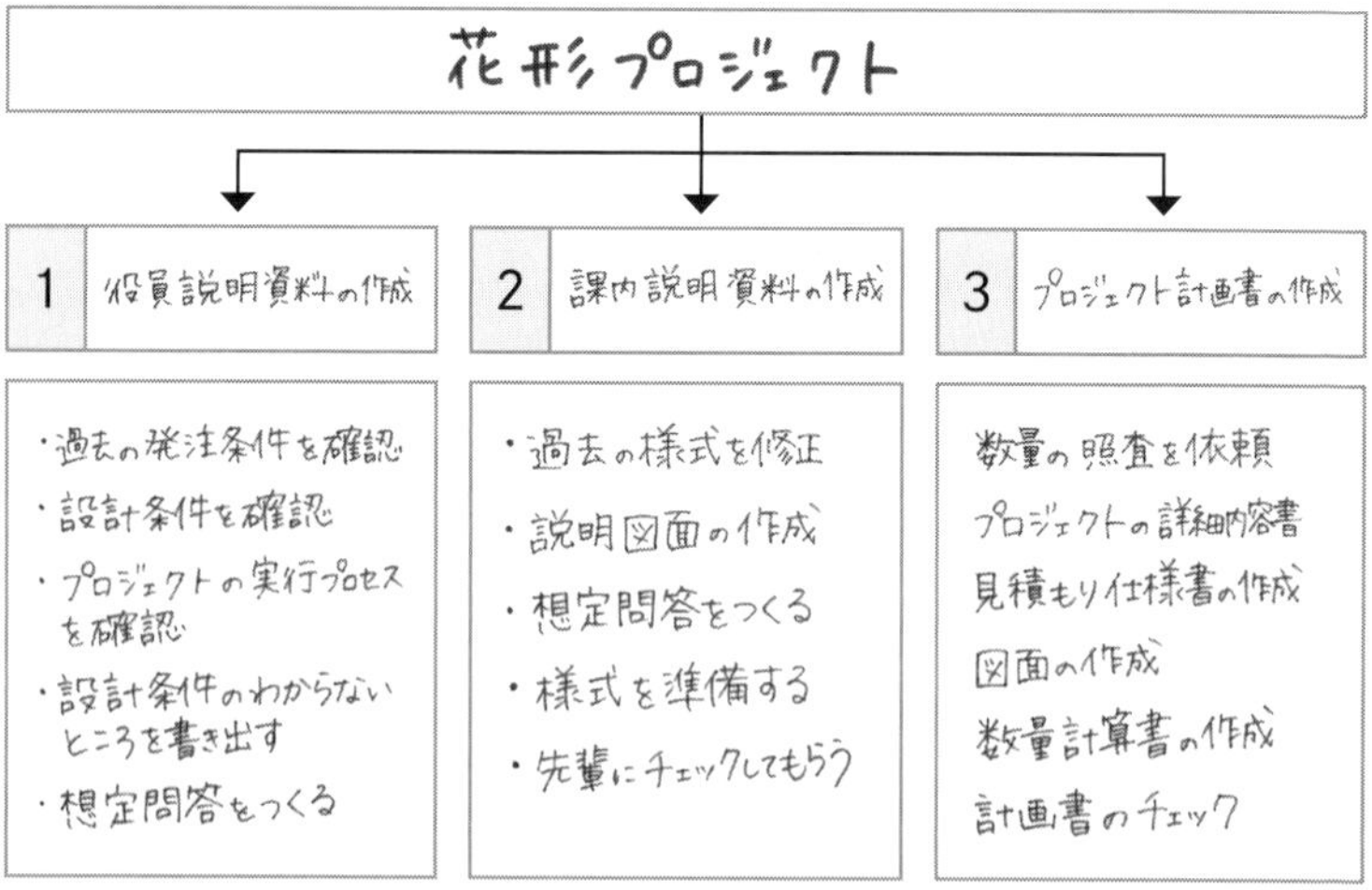

第 6 章

怠惰な生活から脱け出したい

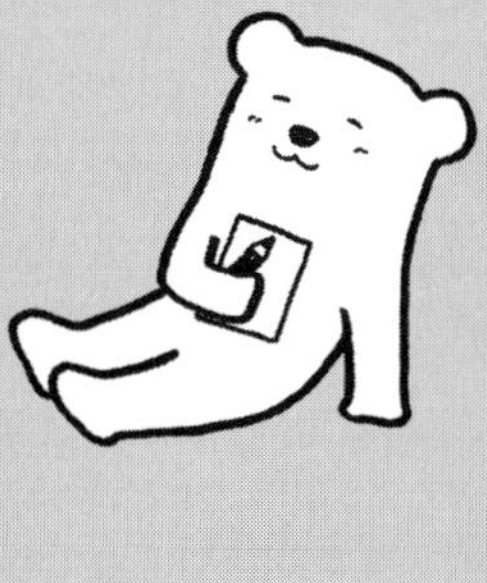

よい生活習慣が幸福度を高める

15年前の私は次のような生活をしていました。

朝は目覚まし時計3つに叩き起こされ、気づけば遅刻寸前の時間。慌てて着替えて汗だくで満員電車に揺られ始業3分前に到着。終電ギリギリまで提案書づくりに取り組むも、結局完成しないまま退社。未完了感を抱えながら帰りのコンビニでいつものようにスナック菓子とチョコとコーラを買ってしまい、体重は増えるばかり。ストレスが溜まるのと比例するようにタバコの量も増えて、2箱がすぐに空っぽという状態でした。

すべてが悪循環に陥って、自らの生活の主導権を握ることができず、会社の都合ややるべき仕事に振り回されて毎日を過ごしていました。当然、平日は仕事のみでやりたいことができず、疲れから土曜日の午前中は寝て過ごし、平日のストレスからの解放感でつい夜更かしをしてテレビを見てしまう……。

このような生活では、真の充実感がなく、規律を保てない自分に嫌悪感が湧き上がります。そして、どんどん自己評価が下がっていきます。

ここで言う「悪循環」とは、1日中、会社の都合や、やるべき仕事に振り回される受身的な生活です。

- **出社時間ギリギリまで寝ていてバタバタする**
- **人より遅く動き出すことで劣等感を覚える**
- **計画を立てる暇がなく、行き当たりばったりになる**
- **非効率な働き方で長時間残業する**
- **自分の時間が持てない**
- **夜更かしして睡眠不足が続く**

逆に「好循環」とは、自分で1日をコントロールし、主導権を握っている生活です。

・**朝は早めに起きて精神的に余裕がある**
・**満員電車に乗らず、座って本が読める**
・**人より早く動き出すことで優越感に浸れる**
・**計画を立てることで、効率的、計画的に仕事を進められる**
・**趣味や家族との時間、自己成長のために時間を捻出できる**

私たちの生活の8割以上の行動は無意識的で自動化された習慣で回っています。朝起きる時間、起きてからの行動（顔を洗う、朝食を食べる、コーヒーを入れる、歯磨きをする、着替える、出社する）、退社後、帰ってから行なうこと（テレビをつける、スマホを見る、ご飯を食べる、お酒を飲む、風呂に入る、午前2時を回ってそろそろ寝るかと床につく）はある程度パターン化されてきます。

私たちの脳は、繰り返した行動を「いつも通り」と認識するため、今度は意思の力なしで無意識に自動化して続けようとします。これが習慣化です。

しかし、無意識に身についた習慣が必ずしもよい習慣とは限りません。たとえば、夜更かし、お酒の飲みすぎなどを長期的に続けると病気になったり、寝不足からくるパフォーマンスダウンなどよくない結果が生まれてきます。

悪い習慣にまみれて、時間をダラダラと使い、不健康になって自分を押し下げる生活習慣をするのか、よい習慣で健康的、生産的な時間の使い方をするのかで幸福度や未来は大きく変わってきます。

私は、自分を押し下げる習慣リズムを「人生の下りエスカレーター」、自分を押し上げる習慣リズムを「人生の上りエスカレーター」に乗っているようなものだと表現します。

早起き、運動、片づけなどは自分の生活を好循環にしてくれます。「人生の上りエスカレーター」に乗るために、まずは幸福度が高まる理想のスケジュールから考えてみましょう。

書く シート ⑫

生活習慣を整えられる
理想のスケジュール

「早起きしようと思ってもできず、結局いつも通り」
「自分の時間を確保したくても、どうしたらよいかわからない」
「夜更かし、そして寝不足を繰り返している」

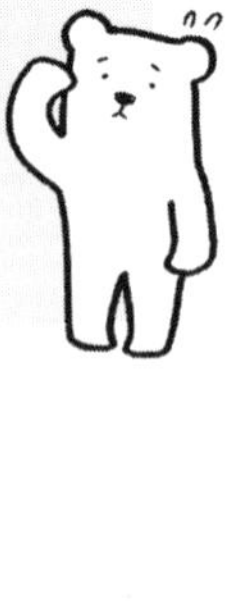

負のパターンからなかなか抜けられないという閉塞感を感じていませんか？

習慣を味方につければ成功・健康・豊かさ・幸せを得ることにつながりますが、一歩間違えれば私たちを堕落させ、病気、苦しみ、不幸をつくり出すものになります。

一度パターンとしてつくり上げられた生活習慣は、書き出して「見える化」してみなければその実態を意外と把握しにくいものです。書き出すことで全体像が見え、悪い習慣や何が悪循環を生み出している原因かをつかむことができます。

そして、生活習慣を変えたいと願うのであれば、理想の生活習慣を明確に描いてみてください。そのために、151ページ図のように理想と現実の生活習慣を書き出し、比較してみましょう。現状と理想を比較することで大きくズレているポイントが見えてきます。

生活習慣を立て直すときに重要なことは、一度にすべてを改善しようとしないことです。立て直しのポイントを見抜くことが重要です。このポイントを「センターピン」と呼びたいと思います。センターピンとは、これさえ改善すればあとのことがうまく回り始めるという一番カギとなる行動ルールのことです。ボウリングをイメージしてください。ストライクを取るためには、10本全部のピンではなく、中央にあるピン1本を狙いませんか？　これと同じで、たとえば、151ページの図でいえば、退社時間を前倒ししなければとても理想を実現させることができません。そのため、退社時間がセンターピンといえるでしょう。

この例以外でも、ある人にとって家に帰ってダラダラとテレビを見ることが問題ならば、センターピンは、「帰宅後すぐにお風呂に入ること」が効果的かもしれません。あなたも理想のスケジュールを「見える化」して、理想の生活にシフトさせていきましょう。

また、私が習慣化のコンサルティングを行なう中で、「時間がない」という悩みをたくさんのクライアントから聞きます。なぜ、時間がないのでしょうか？　話を聞くと多くの場合、理由は簡単でやることが多すぎることにあります。

時間がないという人ほど欲張りで、あれもこれも生活に入れ込もうとします。たとえば、朝5時に起きたい、資格の勉強をしたい、運動したい、30分は湯船に浸かりたい、外食ではなく自炊をしたい、などなど。

すべて欲張ると1日24時間では足りなくなってしまいます。

そんなときはまず、やることを減らしてみましょう。そうしないと実現不可能なスケジュールに挫折して自己嫌悪に陥ってしまいます。

次のような質問に答えることが、減らすことを考える参考になります。

・自分の時間として絶対に大切にしたいこと、増やしたいことは何ですか？

・もし睡眠時間をあと1時間増やすとしたら、どの予定を諦めますか?
・もし自分の時間を1時間増やすなら、何を減らしますか?
・もし残業を減らすとしたら何時退社を目指しますか?

書き方ガイド

①理想のスケジュールを書く

まず、「理想」の欄に起きたい時間、寝たい時間から書き始めて、朝やりたいこと、夜やりたいことを24時間のバランスを見ながら書き入れていきます。仕事の時間は最後に入れることをおすすめします。この時間は唯一生産性を高めることができるからです。

②現実のスケジュールを書く

起床・就寝時間、始業・終業時間など、平均的な現状のスケジュールを記入してみてください。

③ギャップと「センターピン」を見つける

理想と現実を比較するとギャップが見えてきます。それに対して、改善するためのカギとなるセンターピンの行動・ルールを明確にしましょう。

たとえば、次ページ図の例でいうと18時半までに退社しなければ理想には近づけないため、退社時間がセンターピンになります。

④段階的に理想に近づける

習慣は、いきなり大きく変えようとせず、小さく一歩一歩変化させていくことが鉄則です。3か月程度かけて少しずつ理想のスケジュールへシフトしていけば抵抗感は小さくなります。センターピンが退社時間ならば、1週間目は30分だけ早く退社する、2週間目に1時間、2か月目に1・5時間、3か月目には2時間の残業短縮へとハードルを徐々に上げていくのです。

一気に2時間の残業削減をすると挫折しやすくなります。生産性は少しずつしか高まらないからです。小さく段階的に変えていきましょう。

書くシート⑫ 理想のスケジュール

理想		現実	
時間	スケジュール	時間	スケジュール
5：00	睡眠（6時間半）	5：00	睡眠（5時間半）
5：30	食事・準備	5：30	
6：00	資格の勉強	6：00	
6：30		6：30	
7：00	通勤	7：00	
7：30		7：30	食事・準備
8：00	仕事	8：00	通勤
8：30		8：30	
9：00		9：00	仕事
9：30		9：30	
10：00		10：00	
10：30		10：30	
11：00		11：00	
11：30		11：30	
12：00		12：00	
12：30		12：30	
13：00		13：00	
13：30		13：30	
14：00		14：00	
14：30		14：30	
15：00		15：00	
15：30		15：30	
16：00		16：00	
16：30		16：30	
17：00		17：00	
17：30		17：30	
18：00		18：00	
18：30	通勤	18：30	
19：00		19：00	
19：30	食事	19：30	
20：00	ジョギング	20：00	
20：30		20：30	
21：00	風呂	21：00	
21：30	テレビ・読書	21：30	通勤
22：00		22：00	
22：30		22：30	食事・テレビ
23：00	睡眠	23：00	
23：30		23：30	風呂
0：00		0：00	自由時間（2時就寝）

自分の時間

センターピン

自分の時間

書くシート⑬

「見える化」してやる気を上げる続ける習慣カード

「日本地図の行ったことのある都道府県に色を塗る」

「ToDoリストのチェック欄を埋める」

「営業成績を棒グラフにして掲示する」

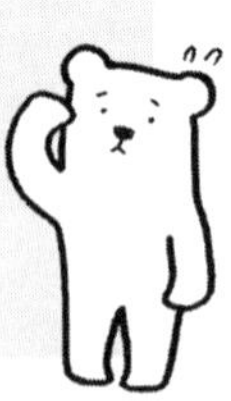

人は、達成したことが「見える化」されると、やる気がアップします。

小学生の頃、夏休みにラジオ体操に通った経験はありますか？

私が子どもの頃は、多くの地域自治体で夏休み期間中に公園でラジオ体操が開催されていました。

本来の目的は、夏休み期間も早寝早起きをして、規律ある生活を続けることにありますが、私はラジオ体操自体は好きではありませんでした。

しかし、ラジオ体操出席カードにハンコをもらうことには、ただならぬ達成感を得ていました。もちろん、最後に皆勤賞のおやつをもらうことが一番の目的でしたが、それ以上にハンコを欠かさずもらい続けることに達成感、自己肯定感を得ていたのです。

ここに続けるモチベーションの本質があります。

私たちは小さな達成感、自己肯定感を積み上げていきたい動物なのです。そして、ラジオ体操出席カードのように行動を見える化することでそれを実感できるのです。

この原理を生かして155ページのような「続ける習慣カード」というものをつくりました。

これを見ると、「今日も1つ積み上げたな!」という実感が得られそうではありませんか?

続けたい習慣行動も、慣れてしまうと刺激が減り、達成感を得るのが難しくなることがあります。こんなとき、「続ける習慣カード」への記録がモチベーションになります。

書き方ガイド

①「習慣化のテーマ」の欄に習慣化したい行動を具体的に書く

行動が曖昧だと何を続けたらよいのかがよくわかりません。誰が見てもイメージが湧くくらい具体的に書きます。

・悪いテーマ例：ダイエット
・よいテーマ例：夕食は糖質完全ＯＦＦの食事にする

両者を比較すれば、どちらが行動しやすいか明らかです。

②記入する方針を決める

自分で記入するときのルールを決めます。○×にする、シールを貼る、ハンコを押すなど工夫してみてください。起きた時間、食べた量、走った時間、回数など、数値を記入するとよりモチベーションが高くなるのでおすすめです。「記録して見える化するとやる気になる」という原則をぜひ活用してみてください。

書くシート⑬ 続ける習慣カード

続ける習慣カード

2018年　10月

習慣化のテーマ

夕食は糖質完全オフの食事にする

曜日

月	火	水	木	金	土	日
1 OK	2 OK	3 OK	4 OK	5 OK	6 OK	7 OK
8 OK	9 OK	10 OK	11	12	13	14
15	16	17	18	19	20	21
22	23	24	25	26	27	28
29	30	31				

習慣化 Consulting

http://www.syuukanka.com

書く
シート
⑭

未来日記
よいイメージで次の日に備える

「明日も仕事かと思うとうんざりする」
「今日、嫌なことがあったから明日のことを前向きに考えられない」
「同じような毎日の繰り返しで閉塞感がある」

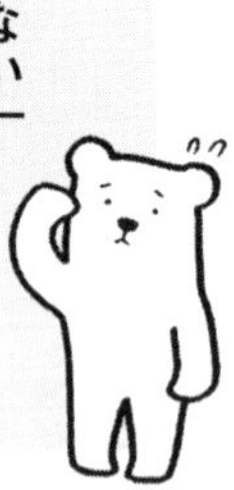

前向きな気持ちで1日を始められると、やる気が出て、快適に過ごせます。そのためには、前日のうちに心を整えておくことが大切です。

心理学では、「脳はイメージと現実を区別できない」と言います。

たしかに映画を観ると、フィクションだとわかっていてもドキドキします。夢は脳に立ち現われるイメージの断片ですが、現実と錯覚して感情は揺さぶられます。

これは私たちの脳と感情がイメージに強く反応することを物語っています。スポーツの世界でも、イメージトレーニングを繰り返すことで本番でのパフォーマンスを高めることができます。

私たちは日記や仕事の日報などを書くことで「過去を振り返る」ことはよく行ないますが、「未来をイメージする」ことをあまり行ないません。

日記とは本来、過去を振り返るものですが、ここではあえて「未来日記」としてまだ起きていない明日のイメージを描くことを提案したいと思います。

「未来日記」の目的は、よい未来をイメージして書くことで、実際にそれを手に入れやすくすることです。

発想は単純ですが、やってみると驚くほど感情に変化があります。未来を詳細にイメージできれば、脳はそれを現実化するのです。

具体例を161ページに載せました。

「未来日記」に出来事・達成・感謝を書くことで、次の3つの効果が得られます。

〈効果1〉「出来事」の欄に明日のことを終わったかのように書くので、自然と詳細にイメージを巡らせられます。それがすなわち明日の詳細計画につながり、何が大切なポイントか、どんな準備をするべきかがつかめるのです。

〈効果2〉「達成」の欄に達成したことを書くと、達成後にやってくる快感を味わえます。そうすると、決めたことを翌日実際に行なうとき、義務感でノルマをこなすというより、行動後の快感を求めて動けるようになります。

〈効果3〉「感謝」の欄に感謝の気持ちを先取りして書くと、日常の場面で多くの人の心づかい・温かさに囲まれて生きていることに気づけます。

このように「未来日記」を書くことで、出来事のベストな状態や達成事項、感謝などを先にイメージして味わうことで頭と心の準備をして1日をスタートすることができます。

ちなみに、現実は書いた通りにはならないケースも多いですが、それは「また別のシナリオの1日でよかったな！」くらいに思えるものです。

書き方ガイド

未来日記では「3つのT」を順に書いていきます。

①出来事（Topics）を書く

まるで翌日の夜にタイムスリップしたかのようにリアルにイメージすることが大切です。

次のことを考えてみてください。

・明日の予定は何がありますか？
・どんな人と関わりますか？
・自ら積極的にやろうと思うことは何ですか？

そして、これらの予定や目標が自分の努力によりよい結果になるとしたらどうなるのがベストなのか、そのシミュレーションを書きます。

②達成（Tassei）を書く

やろうと思っていること、やるべきこと、やりたいことを達成したこととして書き出します。

「○○ができた」、「□□に褒められた」といったことです。

なお、「出来事（Topics）」の欄で書いた項目と重複してもかまいません。大切なのは、達成したあとの快感を先取りして味わうところにあります。それを翌日の行動のモチベーションにしたいのです。

③感謝（Thanks）を書く

すでに述べたように、先取りで感謝すると、日々、当たり前だと見過ごしてきた人の親切・温かさに敏感になれます。

書くシート⑭ 未来日記

出来事 (Topics)	・朝8時に出社して1時間で報告書を完成させた。先延ばししてきた気の重たさが解消された。 ・やるべきことを終え、目標の18時に退社できた。家に帰ってから、自炊することができ、運動する時間も生まれた。 ・A社との面談で深くニーズが探れた結果、大きな提案のきっかけになった。 ・帰ってからジョギングができたので、自然と23時に眠れた。
達成 (Tassei)	・朝、6時に起きた！ ・7時間の睡眠が取れた！ ・朝1時間、メールを見ずに集中して仕事を片づけた！ ・ジョギングで3km走った！ ・日記が書けた！
感謝 (Thanks)	・A社の担当者は、私にいつも多くの情報を提供してくれる。おかげで他社より有利な条件で提案ができている。感謝。 ・一緒に面談に参加してくれた上司に感謝。アドバイスもくれた。 ・いつも無茶ぶりに対応してくれる事務のBさんに感謝。

書く
シート
⑮

時間を有効活用できる
優先劣後スケジュール

「思い通りに仕事が終わらない」
「常に時間に追われている」
「あれもこれもやりたい」

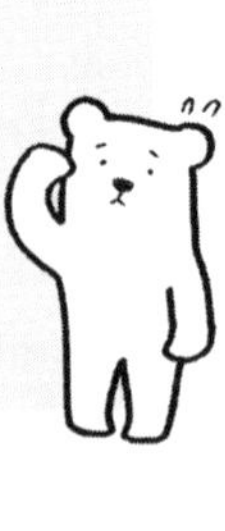

多くの人が時間を有効に使いたいと願っているでしょう。しかし、たくさんのタスクを抱えていると時間管理はどんどん難しくなります。

時間活用の1つのキモは、「優先順位をつける」ことです。今日やるべきことは何か、明日でもいいことは何か、自分がやらないといけない仕事と他人に任せてよい仕事は何か、この究極の線引きを行なわなければなりません。

不安だから、あれもこれも今日やろうと取り組むと、残業が膨らむサイクルに陥ります。しかし、この優先順位の設定はなかなか難しいものです。その理由は、取捨選択することはリスクを取ることにほかならないからです。

さて、51ページでご紹介した「未完了リスト」は、タスクを棚卸しするにはよいのですが、優先順位をつけるには不向きです。同等の扱いとして並んだタスクリストに順位をつけようとしても、何をやめて劣後にするのかの判断が難しいものです。理由は「制限」がないためです。

私たちは限られた時間で多くの仕事をこなす必要があります。そんなとき、残りの時間が限られていることがわかると初めて、取捨選択しようと必死に考えます。

そこで「優先劣後スケジュール」を書いてみてください（165ページ図参照）。出社、退社時間を決め、すでに入っている予定を埋めると1日の中で自由になる仕事時間の空きスペースが限られていることに気づきます。

まず、時間が限られているという制約を明確に認識しなければ取捨選択するという思考は働かないものです。

漠然と優先順位を決めるのではなく、時間的制限を明確にしてそこに「未完了リスト」のタスクを埋めることをおすすめします。

こうすれば、空き時間と残りのタスクを考えたとき、必然的に今日やれることの限度が明確になり、投入する時間に見切りをつけることができます。

書き方ガイド

①予定を書き込む

まず「スケジュール」の欄に既定の予定を書き込みます。出社と退社時間、会議の時間など、決まっている予定を埋めていきます。

②空き時間に未完了のタスクを入れる

空き時間を見ながら未完了のタスクをどのタイミングで処理するか決めます。その時間に突発的な仕事は入ってこないか、時間帯的に集中力は残っているかなどを考慮しつつ、無理のないように考えてタスクの優先劣後を決めてください。

書くシート⑮ 優先劣後スケジュール

時間	スケジュール
5：00	出社前
5：30	
6：00	
6：30	
7：00	
7：30	
8：00	資料作成
8：30	
9：00	
9：30	
10：00	会議
10：30	
11：00	
11：30	
12：00	昼食
12：30	
13：00	社内会議
13：30	
14：00	
14：30	見積もり依頼
15：00	訪問A社
15：30	
16：00	
16：30	
17：00	予備時間
17：30	
18：00	メールの返信および翌日の計画の作成
18：30	帰社後
19：00	
19：30	
20：00	
20：30	
21：00	
21：30	
22：00	
22：30	
23：00	
23：30	
0：00	

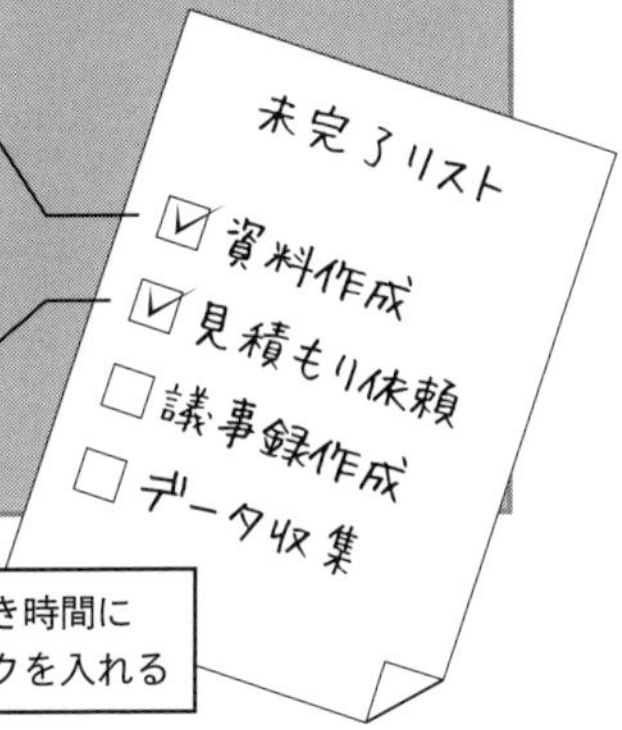

空き時間に
タスクを入れる

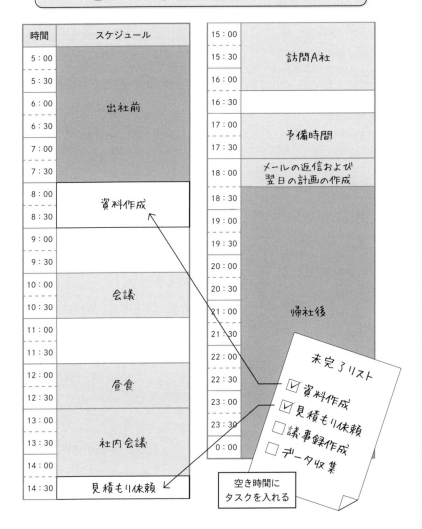

実践者の声

幸せをたくさん感じられる「未来日記」

Y・A　専門職　男性

夜寝る前に明日の予定を立てながら、「未来日記」を書いています。「出来事（Topics）」を書くことで、明日の ToDo リストの作成にもなっています。

この日記を書く際は、あまり深く考えず、基本的には前向きな気持ちで作成するように心がけています。つまり、意識的に「幸せ」の先取り日記になるように未来を描いています。

幸せをたくさん感じられるような言葉を積極的に選ぶよう意識することで、「あー、自分はこんな未来を得たいのだな」と理解できます。

元々はできないこと・悪かったこと・やらなきゃいけないことばかりに目が向いて、毎日苦しく感じていましたが、日記をつけ続けていくことで、より自分の視線・意識がよかったこと、できたことに向いてきているように感じます。

ちなみに、悪いこと・嫌なことがあったときは、「バイロン・ケイティワーク」でなるべく早めに解消しています。いくつかの「書く習慣」を組み合わせることが大事だなと思っています。

出来事 (Topics)	・朝5時20分に起きて、音声学習を聞いた。 ・イヤホンをネットで注文 ・2時間前の7時には出発 ・前業を楽しんだ ・昼休み・就業後 集中して事務ワークを楽しんだ ・19時10分 残業終了
達成 (Tassei)	・溜まっている業務が進んだ ・溜まっている業務が進む事で、次誰にどんなホウ・レン・ソウが必要か、何のために仕事をしているのか大きな目的意識を感じながら進める事ができた
感謝 (Thanks)	・早く目覚めた自分に感謝 ・気持ちの良い朝に感謝 ・気持ち良く送り出してくれた妻と娘に感謝 ・仕事をする場を与えてくれている上司に感謝 ・サポートしてくれるスタッフに感謝 ・自分を信頼し、任せてくれるお客さんに感謝

第 7 章
わくわくする毎日をつくり出す

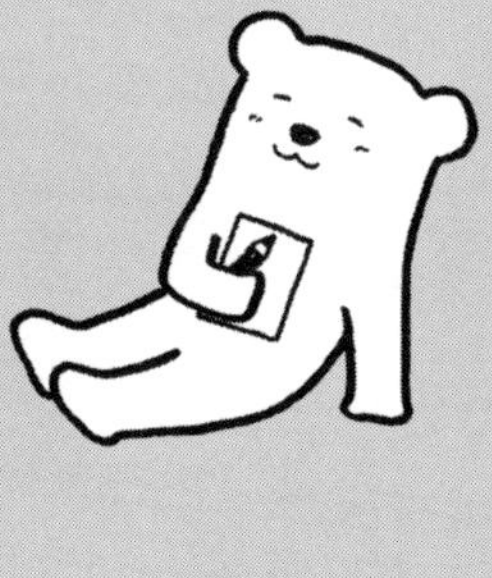

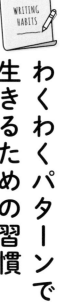

わくわくパターンで生きるための習慣

やるべきことだけで埋め尽くされ、時間に追われる生活では心が干からびていくばかりです。毎日に楽しみやわくわくすることがあってこそ、心は潤い仕事にも集中できます。

「心から楽しい！」と言える活動や趣味がある人とそうでない人とでは、クオリティオブライフ（生活の質）は随分と違ってきます。

童話作家のメーテルリンクは次のように言っています。

「みんなが考えているよりずっとたくさんの幸福が世の中にはあるのに、たいていの人はそれを見つけられない」

私はこれを見るにつけ、ふと、自分はどれくらいの幸福や楽しいことをこの人生で体験しないまま一生を終えていくのだろうか、そんなことを考えます。毎日、やるべきことに追い立てられている人生の中にあっては、わくわく感や楽しみは二の次になります。そして、緊急性に追われて義務感中心の毎日を送っていると心はどんどん枯れていきます。

感情は磁力のようなものを持っており、プラスを引き寄せるか、マイナスを引き寄せるかは普段心でどういう感情を味わっているかに大きく左右されます。

義務感や焦燥感だけで動く生活よりも、希望や夢、達成感、好奇心、わくわく感などカラフルな感情で動く生活のほうが断然豊かさに満ちているのではないでしょうか。ただ、やるべきことには緊急性と強制力があるので、誰もが必然的に優先度を高く設定します。やりたいこと、わくわくすることは余裕がなければ後回しになります。

ここまでは、あくまでネガティブな感情をいかに片づけるかに焦点を当ててきましたが、本章では、わくわく感・夢というプラスの感情を増幅させることに主眼を置いて「書く習慣」を活用してみましょう。

書くシート⑯

毎日に小さな楽しみをつくる

わくわく行動リスト

「休日は家で寝てばかり」
「同じような毎日で変化がない」
「刺激がなくてつまらない」

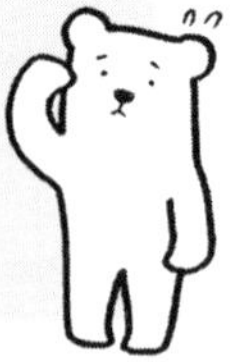

平日・休日共にお決まりのパターンがあり、何も意識せず過ごしていると、新しいことをやろうという発想・好奇心が生まれにくいものです。そこで、「わくわく行動リスト」を書いてみることをおすすめします。

毎日同じことの繰り返しだと、世界が狭くなり、新しい発想や可能性が見えなくなっていきます。逆に好奇心を全開にして、新しいことを試すと思わぬ出会いがあったり、運命が開けたりすることがあります。

私は「わくわく行動実践会」というコミュニティーを運営しています。

「わくわく行動実践会」の例

1	子どもの頃に好きだった曲を聴く	29	体幹トレーニングを受ける	57	鎌倉の大仏様を拝む
2	ネコがいるレトロカフェに行く	30	声紋分析を受ける	58	親友と越後湯沢で一泊する
3	友だちにおすすめの本をプレゼントする	31	おいしいラーメンを食べに行く	59	目覚まし時計を買う
4	鍼を受けてみる	32	職場の男性メンバーの飲み会を企画する	60	仕事で尽力してくれたスタッフをもてなす
5	フレンチトーストをつくる	33	ビーチでヨガをする	61	書道ワークショップを成功をさせる
6	地元の夏祭りに行く	34	仲間と花火を観賞する	62	ブロマイドを撮ってもらう
7	親と温泉に行く	35	ワイヤレスイヤホンを買う	63	空手昇級審査会に出る
8	4コマワークショップに参加	36	メディカル・ハンモックを体験する	64	銭洗弁天と佐助稲荷に行く
9	サファリパークに行く	37	目黒の自然教育園に行く	65	庭の手入れをする
10	大自然の中で散歩する（芦ノ湖）	38	島の写真を集める	66	親友とおいしいものを食べる
11	GIFT & CRAFT Mitaでレモンケーキを買う	39	ガトーショコラをつくる	67	UFOキャッチャーをする
12	ミニ四駆を組み立て、走らせる	40	宝塚のチケットを取る	68	占星術の診断を受ける
13	稲泉禅寺に行く	41	夏服を買う	69	オーダーメイド枕をつくる
14	「音楽喫茶」に行く	42	子どもたちの夏休みの自由工作に協力する	70	らっきょうを漬ける
15	映画「ちょっと今から仕事やめてくる」を観る	43	隠れ家で一人時間を楽しむ	71	鎌倉・円覚寺での座禅会に参加する
16	妻にサプライズプレゼントをする	44	山梨へももパフェを食べに行く	72	『神の数式』（NHKスペシャル）4話すべて観る
17	一人カラオケへ行く	45	仲間内でワインセミナーを開催する	73	プチ一人旅で鎌倉に行く
18	「縄文－1万年の美の鼓動」展に行く	46	鵠沼海岸に海水浴に行く	74	ハンバーガーを食べる
19	スイカ割りをする	47	東大の学食でお昼を食べる	75	ホテルの平日ランチに行く
20	東京オリンピックのボランティア募集要項を調べる	48	朝時間に写経をやってみる	76	美味しいコーヒー専門店の豆を取り寄せる
21	奥さんと2人で出かける（デートする）	49	着付けを教わる	77	「仕事旅行」で花屋さんを一日体験する
22	三国花火大会に家族で行く	50	夕涼みをしながら読書する	78	ウィーン少年合唱団の公演を聴きに行く
23	資生堂パーラーでストロベリーパフェを食べる	51	ホテルのスウィートルームに一泊する	79	浴衣を買う
24	高野山に行く	52	フラワーアレンジメントを体験する	80	「青葉の森公園」で森林浴を楽しむ
25	職場スタッフの誕生日を祝う	53	ふわふわのタオルを買う	81	上海で小籠包を食べる
26	地獄のお絵かき道場に参加する	54	親から子どもの頃の話を聞く	82	行ったことのない街を散歩する
27	東京ミッドタウンに行ってみる	55	起業の本を読む	83	鹿島神宮のおみくじを引く
28	個人用の名刺を作成する	56	パソコンを買い換える	84	オンライン英会話スクールを体験する

参加者の方にはとにかく楽しそうだと思ったこと、やってみたいと思うことを毎月10個実践してもらっています。参加者のみなさんは実に多様なわくわくを思いつき、実践したことを共有しています。

「子どもの頃に好きだった曲を聴く、ネコがいるレトロカフェに行く、友だちにおすすめの本をプレゼントする、鍼を受けてみる、フレンチトーストをつくる」など実に多彩です（171ページ図参照）。

私は、2017年8月のわくわく行動実践会で「今月、極真空手の稽古を見学する」と宣言しました。とりあえず見学にいくという行動だけを実践したのですが、稽古の様子を見学した日、「まさにやりたかったことはこれだ！」という感情の声を受け取り、その場で入会しました。これぱかりは生で見てみないと気づくことができないものです。四十の手習いで始めましたが、毎週稽古に励み、充実したライフワークになっています。

あなたの運命を変える出会いは、想定外のところにあります。好奇心を原動力にして、新しい世界を切り開いてみませんか？

私が書いた「わくわく行動リスト」が175ページ図の通りです。「新しい体験を増やす」というテーマを自分の中で決めて、9つの行動を書きました。日常の生活に新鮮さを持ち込みたい、自分の世界を広げたい、面白い人たちと出会いたいと思ったら、定期的にこのリストをつくって実践してみてください。

わくわくする行動から人生は大きく変わり始めます。

書き方ガイド

① 次の1か月間やってみたいことをリストアップしてみる

171ページを参考に、やってみたいことを1つの枠に1つ書いてみてください。小さなことでかまいませんので、心からわくわくすることを書きます。

ここでのポイントは、やるべきことでも、達成したいことでもなく、小さなわくわくするやりたいことを書くという点です。

②リストアップした行動のイメージイラストを描く

簡単でいいので、イメージをイラストで描いてみてください。
そうすると、よりわくわく感が高まります。

③いつやるかを決め、日付を書く

わくわくする行動の中には、休日でないとできないこともあれば、平日のノー残業デーでできることもあるでしょう。予約など必要なこともあると思うので、いつやるかを決めておくと行動しやすくなります。

書くシート⑯ わくわく行動リスト

Action 1

釣り

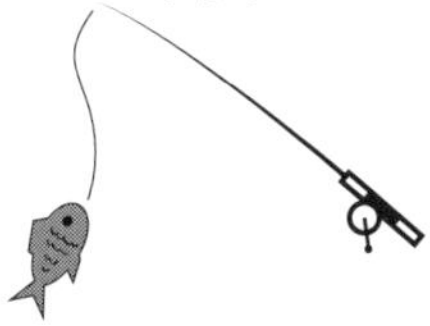

7月15日（土） 午前中

Action 2

ゴルフ

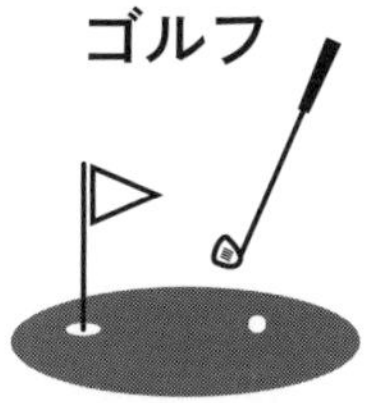

7月16日（日） 終日

Action 3

ひとりBAR

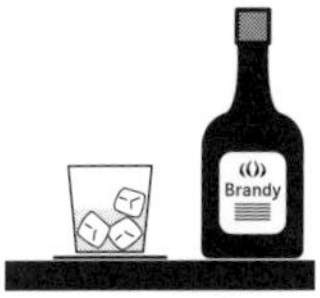

7月15日（土）20：00

Action 4

住宅展示場見学

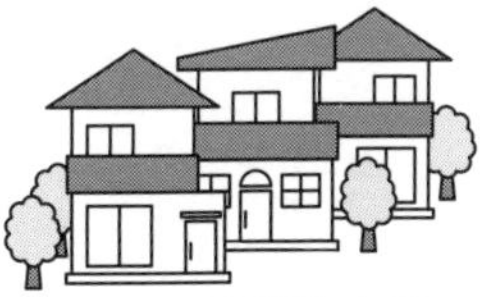

7月23日（日） 午後

Action 5

バーベキュー

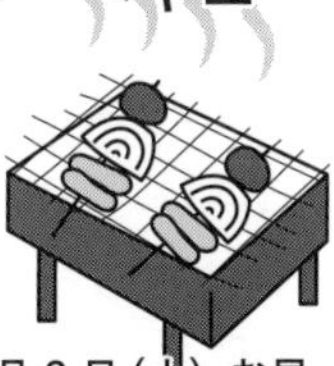

7月8日（土） お昼

Action 6

太極拳体験

7月5日（水）19：00～

Action 7

裁判傍聴

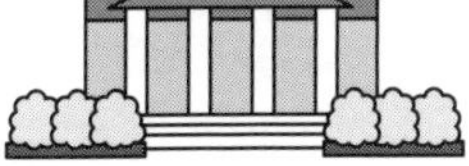

7月25日（火）14：00～

Action 8

登山

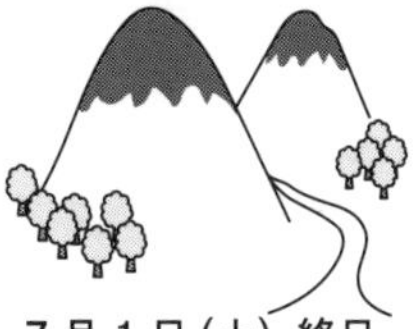

7月1日（土） 終日

Action 9

海水浴

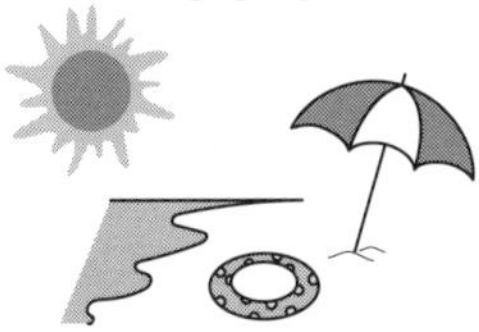

7月22日（土） 終日

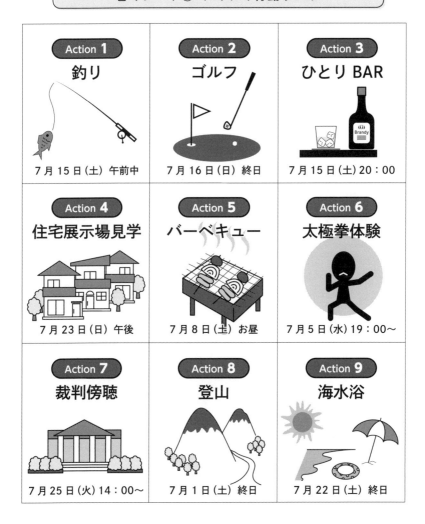

書くシート⑰

幸せ体質になっていく
感謝日記

「照れくさくて親にお礼が言えない」
「妻に家事をやってもらうのが当たり前になっている」
「店員なんだからこれくらいの対応は当然」

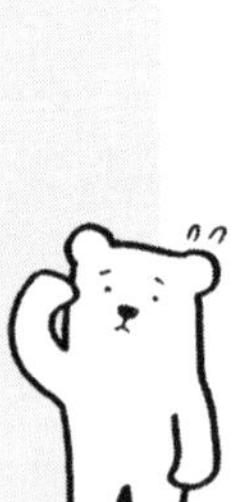

周りの人と起こる出来事を「感謝の目で見る人」と「恨みの目で見る人」では人生がまったく違うものになります。

感謝の気持ちを心に抱くことで、周りの人はあなたと一緒にいるだけで存在意義を感じられたりもするものです。人は誰かに感謝されて、役に立ち、必要とされたがっています。感謝の気持ちをあなたが抱くことそのものが、周りの人の自己肯定感、貢献感を高め、ときには癒しにもなり得るのです。

そしてそれだけではありません。感謝は自分を幸せにするのです。

『「幸せ」について知っておきたい5つのこと　ＮＨＫ「幸福学」白熱教室』（ＮＨＫ「幸福学」白熱教室制作班著／エリザベス・ダン著／ロバート・ビスワス＝ディーナー著／中経出版）という書籍にも、「感謝」を感じる人はそれだけで心の豊かさが高まるという研究結果があります。

この研究の中で明確になったことは、幸せな人に共通するのは感謝を感じる習慣があるということ。つまり、感謝を感じる習慣を持てば幸せ体質になっていくのです。この本質的なポイントは、感謝という感情が一時的に自らの幸福度を高めることだけでなく、人間関係、恋愛、仕事、プライベートに波及し幸福が増幅していくところにあります。

私の父親が義理の母（私の祖母）を「おばあちゃんは、本当にどんなことにも感謝する人だから何かしてあげたいと思う」と常々言っていたのを覚えています。たしかに祖母はいつも「ありがとう」を心の底から言っている人でした。心から感謝できる人は、助けられ、愛され、幸福を引き寄せます。祖母は子と孫に囲まれて93歳まで生きました。

ここで押さえておきたいのは、感謝とは見出すものであって、実際に起きる出来事や人に含まれているものではないということです。どんな些細なことにも心の底から「ありがたい」と感謝の念が湧いてくると、心の豊かさは高まり、幸運・幸福を引き寄せるスイッチが入ります。

さて、感謝を見出すことを習慣にするには、「感謝日記」がおすすめです。これは、感謝できることを毎日書くシートです。

ある体験者は、「感謝日記」を続けた効果として「嫌なことがあっても以前のようにぐるぐると数日悩むことが減りました。その出来事が起こってよかったと感謝する気持ちがマイナス思考にはまるのを防いでくれています」と語っていました。

人によっては、感謝にはマイナス思考を止める効果もあるのです。

「感謝日記」をつけ、あなたなりの効果を実感してみてください。

些細な日常の出来事や人への感謝にアンテナが張れるようになると、「感謝日記」を書かなくてもそれが習慣になり、幸せ体質を手に入れられます。

書き方ガイド

①「出来事」の欄に毎日感謝できたことを3つ書く

どんな些細なことでもいいので、今日の感謝できた出来事を3つ書きます。

②「感謝」の欄に、感謝の言葉を書く

「出来事」の欄に書いたことに対する心からの感謝の言葉を書きましょう。

たとえば、次のような言葉です。

・自分のSNSの投稿にコメントをくれてありがとう！
・ランチのとき、サービスでサラダをつけてくれてありがとう！
・大変な子育ての中で美味しい夕食をつくってくれてありがとう！

感謝日記

感謝
・適当な指示しかしていないのに、本当によくやってくれる。おかげで仕事がスムーズに進む。ありがとう！ ・私から買う！と言ってくれるお客様に感謝。恩に報えるよう必死に納品する！ ・焼きたてパンに限らず、夕食も美味しい。いつもありがとう
・いつも気づかってくれてありがとう ・それを見た先輩が飲みに誘ってくれて励ましてくれた。温かさを感じた ・A君も忙しいのに、引き受けてくれてありがたい。今度飲みに連れて行ってあげよう
・気づいた後ろの人がすぐに拾って声をかけてくれた。助かった！ ・少し落ち込んだけど、この上司の下について随分と文章作成力がついた。厳しいけど部下想いの上司。 ・お客様に感謝。期待に応えられるように取り組もう！
・今週も遅くまで仕事を頑張っていたから感謝の気持ちを込めてつくってくれたとのこと。こちらこそ、子育てに奮闘の中、サポートありがとう！ ・常連とはいえ、こういう個人的なつながりはうれしい ・無農薬の野菜は、体にもいいし、こうやって気にしてくれる親に感謝

書くシート⑰

日付	曜日	出来事
10月17日	水	・今日は、事務の女性が頼んでいた資料を完璧な質で作成してくれた ・数年来付き合いのあるお客様から注文をいただいた ・帰ったら妻が手間のかかる焼きたてパンをつくってくれた
10月18日	木	・食堂でランチを一緒に食べた同僚が私の食器も下げてくれた ・午前中、仕事の失敗をして上司から怒られて落ち込んでいた ・朝から慌ただしく仕事をしていたら、後輩A君が午前中かかってくる部署の電話は「全部私がとります」と言ってくれた
10月19日	金	・カフェを出るときに、携帯を持ち忘れた ・上司に議事録を提出したら、細かく修正をされた ・今までお付き合いのなかったお客様から注文をいただいた
10月20日	土	・朝起きたら、妻がいつもより豪華な朝食をつくってくれていた ・いつも行く定食屋の人が無料でおかずを大盛りにしてくれた ・実家から野菜が送られてきた

書くシート⑱

最高の夢を実現させられる
ドリームリスト

「夢を見てもしかたがない」
「今、安定しているからこのままでいい」
「実現しないのだから夢を持っても無駄だ」

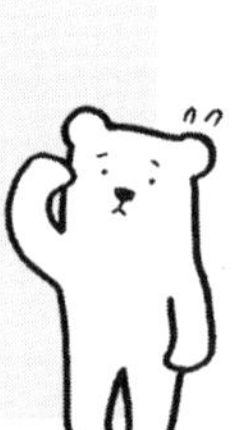

社会人になると、今までの経験や見てきた現実があるため、新しい夢を持ちにくいものです。しかし、夢はより自分らしく豊かに生きるための方向づけをしてくれるものです。大きい小さいの基準ではなく、あなたがより幸せになる未来の姿を描くことで人生は変わっていきます。

わくわくする3年後の未来を言葉で書くだけでなく、ビジュアル化することで、脳はそれを現実化しようと動き出します。そこで取り組んでほしいのが「ドリームリスト」です。

ありたい姿、未来像をイラストと文字を交えて「ドリームリスト」に書くと、明確なビジョンを描くことができ、脳が全力で実現に向けて稼働していきます。

「ドリームリスト」を書くときのポイントは、文字だけではなく、ビジュアル（写真・イラスト）を使うことです。私たちの知覚の80％は視覚情報に影響を受けます。脳は目で見たものから影響を受けやすいのです。

あなたの理想の3年後、5年後はどのような状態でしょうか？

「ドリームリスト」は、自分の目指したい姿、明るい未来像としてあなたの心を駆り立て、生きるモチベーションを高めてくれるでしょう。書いて終わらせるのではなく、ことあるごとに見返してみることをおすすめします。

書き方ガイド

① 何年後かを決める

185ページ図のように、理想の未来（〇年後）とそのときの自分の年齢を書きます。

未来はあまり遠すぎても描きにくいものです。そのため、3年後～10年後までの間で設定するのがおすすめです。

②文字で実現したいことを真ん中に書く

設定した未来において、自分が手に入れているものを箇条書きでどんどんリストアップしていきます。例のように文章は現在完了形で書くことがポイントです。

仕事、プライベート、恋愛、趣味、ペット、旅行、住んでいる場所などについてイメージを膨らませます。

③象徴的なわくわくするイラストを描く

リストアップした中で、達成を象徴するイラストを描きます。イメージ写真を貼ってもかまいません。

書くシート⑱ ドリームリスト

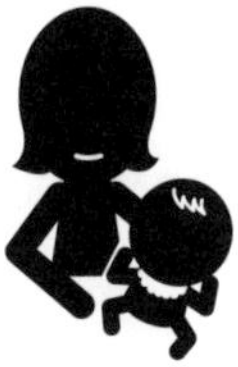

2021年10月2日
(39歳)

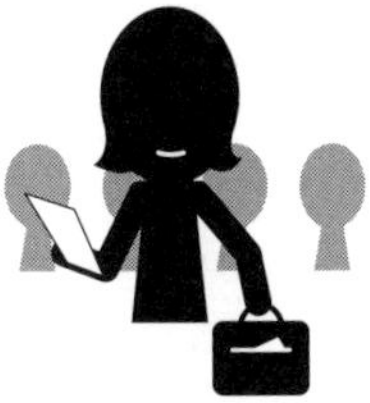

・運命の人と結婚している

・子どもが一人生まれた

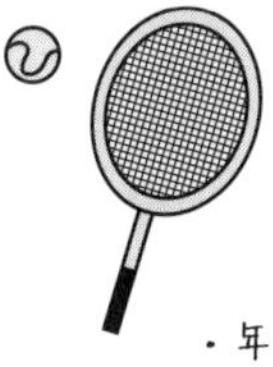

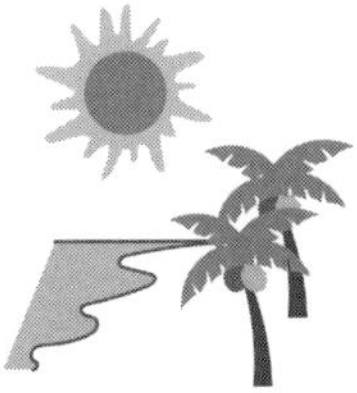

・今の仕事で営業マネージャーに昇進
(現在は育休中)

・産後、すぐに体型を戻し
以前より若返ったねと言われている

・年に1回は、ハワイに行って家族旅行を楽しんでいる

・犬(トイプードル)を一匹飼っている

・お菓子づくり、テニスサークルに通うのが趣味

・貯金が500万円貯まった

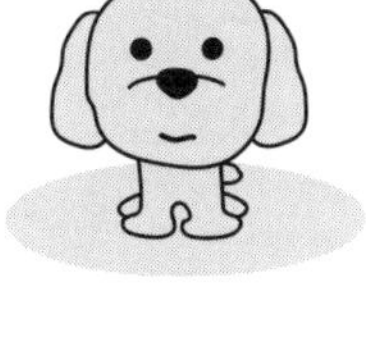

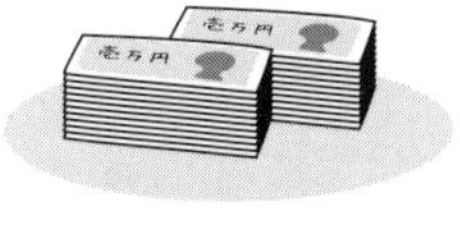

将来を描くきっかけに 「わくわく行動リスト」

H・S　WEBディレクター　男性

私は月に一度、「わくわく行動リスト」を書くようにしています。仕事でつらい日があっても、わくわくすることをほんの少しでも実行すると、気分が晴れてポジティブになれます。「あー、生きていてよかった」と思えるのです。

以前は自宅と会社の往復で、休日は家でのんびりと過ごすことが多かったのですが、なんだか閉塞感があって、このままでいいのだろうかとぼんやりと思う日が続きました。そんなときに、「わくわく行動リスト」に出会いました。

最初は「わくわくする行動ってなんだろう？」となかなか出てきませんでしたし、「こんなこと書いて意味があるのだろうか？」と半信半疑だったのですが、実際に書き、行動してみると、そこから新たに気づけることがあったのです。そしてその気づきをもとに次のリストを書いていきました。

100以上のわくわくを実行してきた今は、1年前と比べるとポジティブになり、休日は予定がつまりすぎているぐらいにアクティブになりました。そして、自分の将来のやりたいことが見えてきました。今のリストはそのやりたいことをかなえるための小さなアクションになっています。

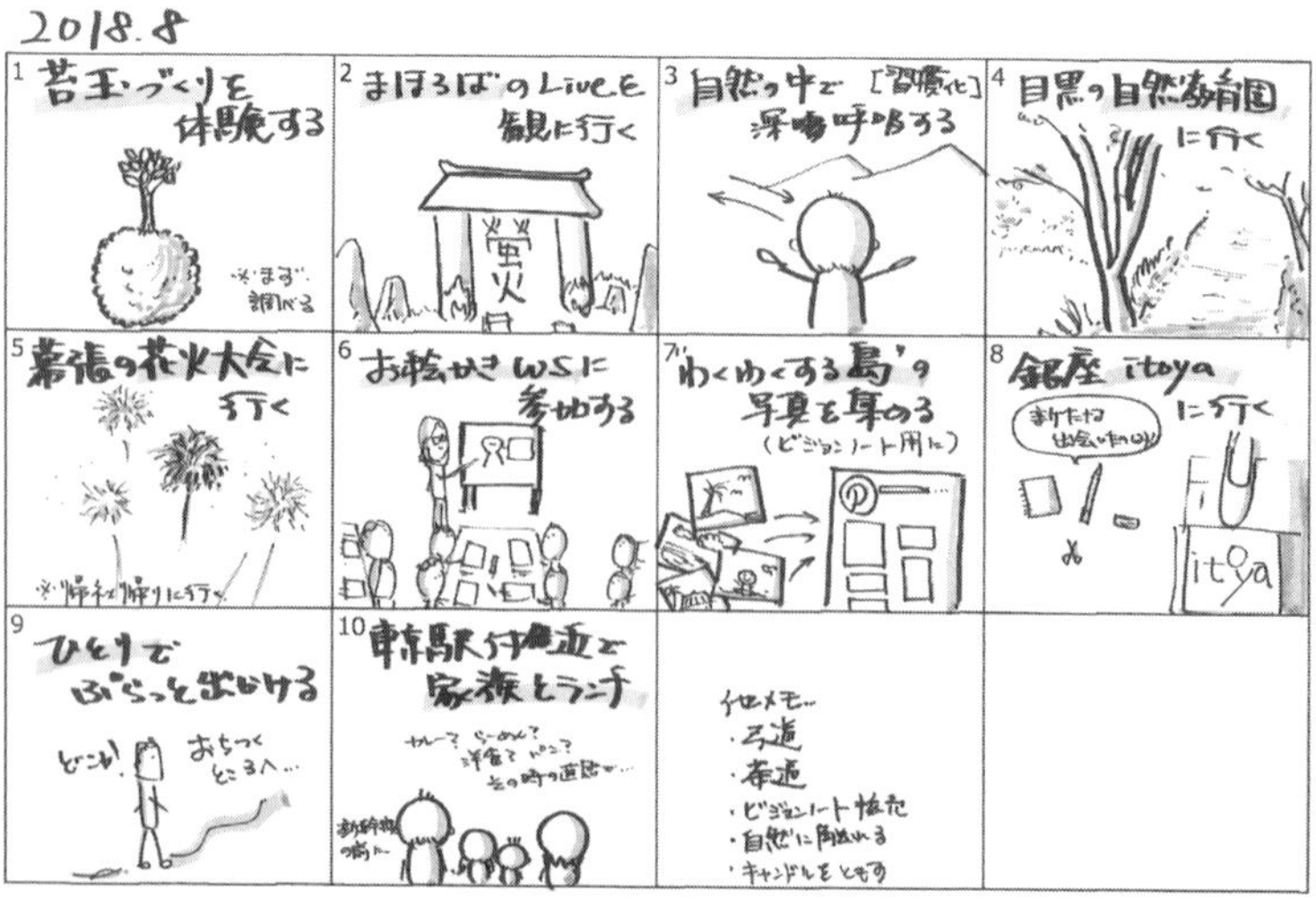

おわりに

最後までお読みいただき、ありがとうございました。

私自身、あまり悩みを人に聞いてもらうことがないため、自分で心を片づける方法をいろいろ試してきました。

瞑想・座禅もその1つです。

ただ、瞑想をしても現実の問題や課題を扱わなければ結局、一時的に鎮まった心もすぐにざわつき始めます。

不安や焦り・自己嫌悪感というネガティブな感情にも湧いてくるなりの理由があるからです。その根本のメッセージを受け取り、処理しなければまたネガティブな感情に襲われることになります。そこで本書では「書く習慣」で頭と心を片づけるアプローチを提案しました。

本書では、「書く習慣」18のワークシートを紹介してきましたが、すべて取り組む必要はありません。

あなたの感情や陥っている状況に合わせて使い分けてください。

最後に、ワークシートをダウンロードされたい方は、ホームページにアクセスいただければご利用できます（習慣化コンサルティングhttp://syuukanka.com）。

また、「書く習慣」の定着のために無料の30日間フォローメールをご用意しています。たくさんのワークシートをどう使い分けるかや、習慣化していくためのガイドとして活用してください。

1．「書く習慣」ワークシートのダウンロード

本書で掲載している18のワークシートをダウンロードいただけます。印刷して持っておくとすぐに書き出すことができます。

2．30日の「書く習慣」定着フォローメール（無料）

あなたの「書く習慣」が実践しやすくなるように、続けるコツと共にメルマガをお送りします。習慣化の一助として活用ください（同ホームページから登録可）。

最後に、本書は私一人で完成したわけではなく、多くの方のご尽力の賜物です。まずは、実践者の声でご協力いただきましたクライアントのみなさまに熱く御礼申し上げます。

日本実業出版社の編集部板谷美希さんには短期間での執筆の中、質の高い編集をしていただきました。また本書をよりよい本に仕上げようという意欲と努力に大いなる刺激を受けて、私の執筆の質が高まりました。心より御礼申し上げます。

また、育児が大変な中、執筆内容のチェックをしてくれた妻にも感謝を伝えたいと思います。

「書く習慣」であなたのストレスが和らぎ心が豊かさであふれますように。そして、感情が豊かになることで人生にすばらしい幸福が引き寄せられてくることを願っております。

習慣化コンサルタント　古川　武士

古川武士（ふるかわ　たけし）
習慣化コンサルティング株式会社、代表取締役。
関西大学卒業後、日立製作所などを経て2006年に独立。5万人のビジネスパーソンの育成を通じて「習慣化」が最も重要なテーマと考え、日本で唯一の習慣化をテーマにしたコンサルティング会社を設立。オリジナルの習慣化理論・技術をもとに、個人向け講座、企業への行動変容・習慣化の指導を行なっている。主な著書に、『30日で人生を変える「続ける」習慣』『新しい自分に生まれ変わる「やめる」習慣』（以上、日本実業出版社）などがあり、18冊70万部を超え、中国・韓国・台湾・タイ・ベトナムでも広く翻訳されている。

こころが片《かた》づく「書《か》く」習慣《しゅうかん》

2018年10月20日　初版発行
2019年 2 月10日　第3刷発行

著　者　古川武士
発行者　吉田啓二

発行所　株式会社日本実業出版社　東京都新宿区市谷本村町3−29 〒162−0845
大阪市北区西天満6−8−1 〒530−0047
編集部 ☎03−3268−5651
営業部 ☎03−3268−5161　振　替　00170−1−25349
https://www.njg.co.jp/

印刷／理想社　製本／若林製本

この本の内容についてのお問合せは、書面かFAX（03−3268−0832）にてお願い致します。
落丁・乱丁本は、送料小社負担にて、お取り替え致します。

ISBN 978-4-534-05636-8 Printed in JAPAN